다른 사람들은
어떻게 담배를 끊었지?

다른 사람들은 어떻게 담배를 끊었지?

펴 냄	2002년 12월 10일 1판 1쇄 박음 ǀ 2013년 1월 25일 1판 4쇄 펴냄
지은이	박정환
펴낸이	김철종
펴낸곳	(주)한언
	등록번호 제1-128호 ǀ 등록일자 1983. 9. 30
주 소	서울시 마포구 신수동 63-14 구 프라자 6층(우 121-854)
	TEL. 02-701-6616(대) ǀ FAX. 02-701-4449
홈페이지	www.haneon.com
e-mail	haneon@haneon.com

저자와의 협의하에 인지 생략

ISBN 978-89-5596-042-5   03510

다른 사람들은 어떻게 담배를 끊었지?

담배와의 전쟁에서 승리하는 금연 성공 노하우!

박정환 지음

일러두기

Part 2 '다른 사람들은 어떻게 담배를 끊었지?' 편에 수록된 금연 사례들 중 제목 및 내용 일부는 저자와의 협의 하에 부분적으로 편집 및 삭제를 했으며, 맞춤법에 어긋나는 언어들은 가능한 한 맞춤법에 맞도록 수정했음을 밝혀둡니다.

본 책의 인세 중 일부는 '금연나라' 사이트 운영을 위해 쓰입니다.

이번에는 담배를 꼭 끊으세요!!

To

From

저자의 글

이스라엘 군대에서 다음과 같은 실험을 한 적이 있다고 한다. 즉 여러 날 걸리는 장거리 행군을 실시하기 전, 한 집단의 군인들에게는 행군의 기간, 거리, 장애물, 휴식장소, 목적지 등 행군에 관한 자세한 정보를 준 반면, 다른 집단에게는 아무런 정보도 제공해 주지 않고 행군을 강행했다. 그 결과, 정보를 제공받지 못한 집단은 행군 도중에 다수의 낙오자가 생기게 되었다. 하지만 정보를 제공받은 집단의 군인들은 한 사람의 낙오도 없이 모두 목적지에 도착했다고 한다.

금연 역시 이와 다르지 않다. 예를 들어 어떤 금단증상 때문에 힘들어하는 금연자가 그 금단증상이 지속되는 기간과 특성을 제대로 알지 못한다면, 금단증상이 언제 끝날지 모를뿐더러 어떻게 대처해야 할지 난감해 한 나머지 금연을 그만 포기해 버리기 쉽다. 그러나 미리 이러한 정보에 대해 알고 대처 방안을 준비한다면 정보를 제공받은 이스라엘 군인들처럼 그것을 극복하기가 훨씬 쉬울 것이다.

이 책은 금연을 시도하는 사람들이 '금연 성공'이라는 목적지를 향할 때 거기까지 제대로 도착할 수 있도록 도울 수 있는 모든 정보

및 전략과 아울러 선배 금연자들의 많은 경험담을 수록했다. 크게 두 파트로 구성된 이 책의 파트 하나, 〈담배와의 전쟁에서 영원히 승리하는 법〉에서는 그간 온·오프라인상으로 무수히 많은 금연교육을 해온 금연전문가인 필자가 성공적인 금연을 하는 데 있어 반드시 필요한 실제적인 정수들을 상세하고 친절하게 설명했다.

그리고 파트 둘, 〈다른 사람들은 어떻게 담배를 끊었지?〉에서는 금연으로의 길을 먼저 걸었던, 그래서 그 길에 대해 이미 알고 있는 선배 금연자들이 '금연나라' 사이트에 올린 게시글 가운데 그야말로 고혈膏血로 쓴 약 200여 개의 금연경험담들을 수록했다. 특히 '나만의 금연 노하우'라는 장들에서는 금연을 하면서 실질적으로 응용되었고 도움이 되었던 금연자들의 자세한 금연 노하우들이, '이럴 땐 이렇게'라는 장들에서는 금연을 하는 데 가장 방해가 되는 요인들인 '술자리에서'나 '스트레스가 쌓일 때', 또는 '한 개비의 욕구가 치솟아 오를 때' 흡연의 끈질긴 유혹을 제대로 뿌리칠 수 있는 진솔한 사례들이 소개되어 있다. 마지막으로 부록인 '금연워크북'에서는 금연을 시작하는 이들을 위한 금연도구들이 자세히 수록되어 있다.

모든 책들이 다 그렇기는 하지만 이 책은 좀더 특별하다. 사실이 책이 발간되기까지는 무려 7년이란 세월이 걸렸다. 건강교육을 해오던 필자가 지난 7년간 밤낮으로 담배와의 전쟁에만 매달려 온 성과가 바로 이것인 것이다. 필자가 운영자로 있는 '금연나라' 사이트는 수년간 국가 지원도 받지 못한 채 어려운 와중에서 운영되어 왔다. 하지만 금연나라 회원들은 이러한 어려움 속에서도 타인의 금연을 돕기 위해 '금연나라시민연대'를 설립하여 금연운동을 벌이는 등 수많은 사람들의 금연에 많은 도움을 줘왔다.

몇 해 동안 아무런 대가 없이 '금연나라' 사업을 후원해오신 호주의 서청태사장님과 강화의 송종석한의원장님 등 여러 후원자들에게 감사드리고, 어려운 여건 가운데서도 시스템을 지원해 준 (주)페이지원에게도 감사를 드린다. 때로는 무모하게 보이던 '금연나라' 사업을 믿음으로 지원해 주고 또 이 책이 나오기까지 희생적으로 내조해 준 아내에게 특별한 감사의 마음을 전한다.

지난 수년간 금연나라 사이트 게시판에 올려진 수많은 글 중에서 선별하여 금연자들에게 도움을 줄 수 있는 가장 좋은 형태로 분류하여 정리하는 것이 결코 쉬운 일은 아니었다.

금연을 실시하면서 겪은 유익한 경험담으로 다른 사람들에게 도움을 준 모든 분들에게 진심으로 감사를 드린다. 다만 지면 관계로 귀중한 경험담들을 다 싣지 못하게 된 것이 아쉬움으로 남는다.

이 책이 금연을 소망하는 분들에게는 금연 성공을 위한 결정적인 도움을 주고, 또 금연의 필요를 아직 느끼지 못하는 분들에게는 금연의 필요성을 주고, 흡연경험이 없는 청소년들에게는 흡연이 주는 피해에 대한 정확한 인식을 갖게 하여 흡연예방의 역할을 하게 되기를 바란다. 그리하여 우리나라가 금연나라로 보다 가까이 가게 되는 계기가 되기를 진심으로 바란다.

지은이 **박 정 환**

종신금연의 비결

"올해야말로 기필코 금연에 성공하고야 말리라."

매년 해가 바뀌고 새해가 시작되면 수백만 명이 금연을 결심한다. 그러나 이처럼 비장하게 금연을 시작한 사람들은 대부분 금단증상 혹은 다양한 형태로 다가오는 담배의 유혹을 뿌리치지 못하고 수일 혹은 수개월 내로 다시 담배에 손을 대고 말아 금연에 실패하고 만다. 그리고는 또다시 다음 새해를 기약하며 금연 결심을 반복하게 되는 것이다.

그렇다면 영구적인 금연 성공의 비결은 무엇인가? 흡연습관을 어떻게 해야 단번에 완전히 없앨 수 있을까?

사실 나쁜 습관을 버리는 일은 좋은 습관을 들이기 위한 변화 과정이라 할 수 있는데, 이것은 동시에 부정적인 행동의 긍정적인 행동으로의 변화를 의미한다. 그런데 그러기 위해서는 무엇보다 부정적인 행동을 중단하는 데 무조건 초점을 맞출 것이 아니라, 새로운 건강습관 형성에 초점을 맞추어야 한다.

그것은 마치 체중감량을 위해서는 절식絶食에만 초점을 맞추어서는 안 되는 것과 마찬가지다. 만일 오로지 극도로 절제된 음식조절로만 살을 빼려 한다면, 오히려 먹는 것에 대해 집착을 하게 되어 결국에는 체중감량에 실패하게 된다. 설사 그러한 방법으로 살을 뺄 수 있었다 하더라도 원래의 체중으로 돌아가는 이른바 '요요현상'을 반드시 겪게 된다. 따라서 체중감량에 성공하려면 절식보다는 건강한 식생활 혹은 운동에 더 초점을 맞추어야 한다.

금연 역시 마찬가지다. 흡연의 부정적인 면에만 초점을 맞출 것이 아니라, 동시에 금연의 긍정적인 면에도 초점을 맞추어야 영구적인 종신금연에 성공할 수 있다. 흡연자들은 보통 흡연을 니코틴 약물효과로 인한 스트레스 해소·쾌감·멋·삶의 여유 등과 연관시키고, 금연을 금단증상의 고통에만 연관시켜 왔다. 하지만 종신금연을 이루려면 흡연하는 행위를 중독·노예 상태·치명적 질병·사망·담배회사·자기 기만·간접흡연·성생활 장애 등과 연관시키고, 금연을 자유·건강·즐거움·행복·자신감·새로운 인생·가족 사랑·청소년보호·경쟁력 상승 등과 연관시켜야 한다. 그리하여 '흡연'을 떠올리면 부정적인 이미지를, '금연' 하면 진정한 즐거움 등 긍정적인 이미지를 저절로 연상하도록 해야 하는 것이다. 이것은 또한 담배회사의 기만적인 이미지 광고 마케팅의 세뇌작용을 없애고 담배와 금연의 실체를 올바르게 입력시키는 작업이기도 하다. 이러한 작업 없이 폐암, 심장병 등 흡연이 초래하는 두려운 결과만을 피하고자 시도하는 금연은, 그러한 두려움보다 더 큰 두려움이 닥쳐왔을 때 적으나마 위안과 쾌감을 얻고자 흡연으로 회귀하게 만든다.

어떠한 사물이나 주제에 관해 새롭게 바라보고 연관성을 새롭게 하는 것을 '재구성reframing한다'고 한다. 이러한 재구성 작업 없이 '해야만 하기 때문에 의지력'으로 하는 금연은 반드시 실패한다. 물론 초기에는 잠깐 성공할 수도 있지만 시간이 지나면서 언제 무너질지 모른다. 종신금연을 하고자 한다면 '힘든 금연', '괴로운 금연'이 아닌 '즐거운 금연', '하고 싶은 금연'을 하는 것이 중요하다.

손쉽게 금연에 성공할 수 있도록 도와 준다는 광고를 보고 고액의 금연보조제를 구입한 사람들은 선전과는 달리 쉽게 금연할 수 없다는 사실을 알고는 적잖이 실망하게 된다. 그리고 '금연은 역시 너무 어려워'라는 생각을 자신의 뇌에 주입시키게 된다. 그러나 처음 담배에 손을 댔을 때를 떠올려 보자. 눈물이 나올 만큼 매캐한 담배연기와 여기저기 마구 떨어지는, 때로는 옷에 구멍을 내기도 하는 처치곤란한 담뱃재에 익숙해지기까지의 어색했던 자신의 모습들을 말이다. 시간이 지나면서 하루하루의 흡연행동이 그물처럼 단단하고 촘촘히 엮어져 변경하기 어려운 튼튼한 흡연습관으로 형성된 것처럼, 금연 역시 하루하루의 금연행동이 엮어져서 새롭고 튼튼한 담배 없는 습관으로 이루어지는 것임을 알아야 한다. 흡연은 여러 해에 걸쳐 만들어진 습관이므로 하루아침에 바뀌어지기를 기대해서는 안 되는 것이다.

무엇이든 새로운 것에 익숙해지는 데는 어느 정도의 시간이 걸린다. 그렇지만 그것에 익숙해지기 위한 작은 단계 하나하나가 모이고 쌓이고 또 쌓이면 발전을 이루게 된다. 이러한 새로운 발전을 감지하고, 확인하고, 또 스스로에게 보상해 주는 것 자체가 금연을 보다 쉽고, 보람 있게, 그리고 무엇보다 금연 자체를 즐기도록 만들어 주는 지름길이다. 자, 이제 '괴로운 금연'을 그만두고 '즐거운 금연'을 시작하자. 이러한 신나는 작업을 당신과 담배와의 연관성을 살펴보면서 시작해 보기로 하자.

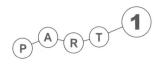

담배와의 전쟁에서 영원히 승리하는 법

❋CONTENTS

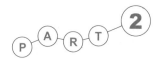

다른 사람들은 어떻게 담배를 끊었지?

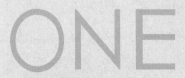

ONE

담배와의 전쟁에서 영원히 승리하는 법

🔊

'인생에 대한 희망과 자신감 회복….'

요즈음 많은 부분에서 변화가 일고 있습니다. 자제력, 세상의 아름다움에 대한 재인식, 가족의 의미, 무엇보다 단 한 번 밖에 주어지지 않은 나의 삶의 소중함…, 그리고 더불어 살아가는 삶 등 조금씩 진지해져 가고 있습니다. 금연이 가져다주는 소중한 선물입니다.

니가 진짜 담배맛을 알아?

CHAPTER ONE

담배와 나는 XX 관계?

얼마 전 일본에서 한 여인이 다른 사람과 짜고 남편이 먹는 국에 독극물을 1년 이상 조금씩 타서 먹여 살해한 사건이 일어났다. 그녀는 결국 남편을 살해하고 거액의 보험금을 탔지만 곧 발각되어 경찰에 잡히는 바람에 세간에 알려진 것이다. 이러한 아내에 대해 어떻게 느끼는가? 당연히 겉과 속이 아주 다른 무서운 악처라는 생각이 들지 않는가?

당신이 담배와 맺고 있는 관계 역시 이에 비교될 수 있다. 담배가 매년 수많은 흡연자들을 죽이고 있음에도 불구하고 사람들이 그것과 결별하지 못하는 이유는, 바로 담배의 겉과 속이 다른 기만성 때문이다.

당신이 여러 해 동안 담배와 가진 관계가 무척 질기고 강해서, 당신은 담배가 늘 당신을 위하며 무슨 일이 있어도 절대로 당신을 배신하지 않는 아내나 진정한 친구처럼 느껴질지도 모른다. 그러나 사실 당신과 담배와의 관계는 위 사건의 남편과 그 남편을 위하는 척하면서 서서히 살해한 아내와의 관계와 다를 바가 없다.

다음은 일반적으로 한 흡연자가 시간이 경과함에 따라 담배와 갖게 되는 관계의 변화이다.

초기 - 연애戀愛 시절

청소년 시절, 친구의 권유에 따라 처음 담배를 피웠다. 그 때 나는 마른기침이 나고 목이 따끔거리는 것처럼 아픈 것을 느꼈다. 동시에 '핑' 도는 느낌과 함께 정신이 몽롱해지면서 하늘에 붕 떠 있는 듯한 느낌도 들었다. 그 후부터 기분이 울적해지거나 정신적으로 힘들 때마다 담배를 찾았고, 그 때마다 담배는 내게 적으나마 위로를 주곤 했다. 담배는 내게 늘 변치 않는 친구요, 애인과도 같았다. 스트레스가 쌓이고 화가 날 때도 담배는 언제나 나와 함께 하며 내 옆에서 나를 도와주었다. 담배가 있었기에 낯선 곳에서도 외롭지 않았고, 슬플 때도 나를 위로해 주는 것 같았다. 또 쾌감을 얻기 위해 담배를 찾았고, 짜증나고 초조하고 불쾌한 느낌을 쫓기 위해 담배를 피웠다. 그러다 보니 하루 종일 흡연하게 되었다.

어느새 나와 담배는 뗄 수 없는 연인 관계가 되었다.

중기 - 애愛증憎

잦은 흡연으로 기침과 가래가 자주 나오고, 가슴이 답답하고 몸이 피곤하다.

이제는 담배를 끊어야겠다고 생각한다. 담배를 정말 좋아하지만 그렇다고 병들고 싶지는 않다.

금연을 시작한다. 그러나 몇 시간이 채 지나지 않아 짜증이 나고 안절부절못하게 된다. 견디다 못해 다시 담배 한 대를 꺼내 문다. 또…, 금연에 실패했다. 다시 금연한다, 이번에는 더욱 모진 마음을 가지고. 수일 금연을 달성하고 금단증상도 줄어들었다. 금연 성공의 기쁨도 느낀다. 이제 금연할 수 있을 것 같다.

그런데 어느 날 남이 흡연하는 모습을 보고, 갑자기 닥쳐온 흡연유혹을 도저히 참을 수 없게 되었다. 딱 한 대만…, 담배를 피운다. 그러다 피운 김에 여러 대를 한꺼번에 피우기로 한다.

…

담배를 좋아하기도 하고, 나를 괴롭히는 담배가 정말 싫기도 하다.

말기 – 노예奴隷 생활

금연을 절실히 원하면서도 하지 못하니 아무래도 난 담배의 포로가 되어 버린 것 같다. 내가 담배를 피우는 것이 아닌 담배가 내 생명을 태우는 것 같다. 내 마음대로 하지 못하니 담배가 내 주인이 되고 나는 노예가 된 것 같은 기분….

거듭된 금연 실패는 이제 내 자신에 대한 실망감과 자신감 상실로 이어진다. 담배로 스트레스를 해소하는 것은 일시적이며 오히려 상태를 더 악화시킨다는 것을 알면서도 또 담배를 피운다. 가족을 위해서라도 담배를 끊고자 하지만, 담배는 나를 쉽게 놓아주려 하지 않는다. 담배를 버리고 다시 사고, 저녁때 버리고 아침에 다시 가게로 뛰어가서 또 사오고….

담배를 꼬깃꼬깃 꾸겨서 휴지통에 버렸다가 비참한 모습으로 휴지통을 뒤지게 되는, 나는 담배 노예 그 자체다. 삶의 희망이 사라진 폐인 같은 생활, 모든 일에 대한 의욕상실로 이어진다.

담배가 두렵다. 담배가 나를 죽일 것 같다.

흡연자는 담배가 '중독성 약물인 니코틴을 우리 신체에 매우 효과적으로 전달하는 도구' 라는 사실을 전혀 실감하지 못하고 있다. 흡연자들은 보통 담배 한 개비를 5분간 피우면서 10번 정도 연기를 들이마신다. 따라서 하루에 1갑을 피우는 사람이라면, 매일 200번 정도 자신의 뇌에 니코틴 주사를 놓는 셈이 된다. 그러니까 기분전환을 위해 피우는 담배는, 알고 보면 그동안의 흡연행위로 인해 학습된 일정한 혈중 니코틴 양을 자신의 뇌에 보충하는 행위의 반복인 것이다.

일단 어떤 약물에 중독되면, 그 약물에 대한 유혹은 그 어떤 가치보다도 우선하게 된다. 다시 말하면 자신도 어쩔 수 없이 그 약물을 향한 욕구대로 행동하게 되는 것이다. 약물에 대한 중독이 심하게 발전하면 할수록, 그것은 가족, 건강, 동료, 돈, 체면 등보다도 더 중요해진다.

다음은 그러한 중독자들이 가지고 있는 대표적인 모습이다. 당신의 모습과 유사한 면은 없는지 비교해 보라.

- 나쁘다는 것을 알면서도 자신의 흡연을 합리화한다.
- 금연이유를 알고 금연을 간절히 원하면서도 계속 흡연한다.
- 담배가 가족, 직장, 친구 등보다도 더 중요하다.
- 일시적인 금연 후에는 반드시 과거의 흡연습관으로 되돌아간다.
- 담배가 없는 경우, 체면 불구하고 길거리에 떨어진 담배꽁초를 집거나 심지어 담배를 훔치기도 한다.
- 신체적으로 건강이 악화되더라도 흡연을 계속한다.

이제 국제적으로 공인된 심리학 DSM-IV 기준을 통해 당신의 담배중독 정도를 가늠해 보라.

TIP

니코틴 중독의 진단기준 (DSM-IV : 미국정신의학회 진단기준)

1. 최소한 한 달 이상 계속 흡연하며,
2. 다음 세 가지 중 한 개 이상이면 중독으로 진단한다.
   - 아무리 담배를 끊거나 줄이려 해도 할 수 없는 경우
   - 금연을 시도하면 금단증상이 나타나는 경우
   - 흡연으로 인해 약화된 심한 신체질환이 있음에도 불구하고 계속 담배를 피우는 경우

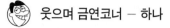

꽁초와 드라이기 (ID : 강한남자)

안녕하십니까? 강남입니다. ^^ 모두들 열심히 금연하고 계시는지요?? 저두요. 어제는 하기로 맘먹었던 공부는 못 했지만, (Why? 사람들과 어울림) 소주를 넉 잔이나 마시고도 솟아오르는 흡연욕구를 참는 데 성공했습니다. 하! 하! 하! 다행히 합석한 사람들이 담배를 안 피우는 사람들이라 간신히 참았지요.

그런데 참 이상하죠? 예전에 흡연자 시절에는 눈을 씻고 찾아봐도 담배는커녕 부러진 성냥개비조차 보이지 않더니, 금연한 후에는 왜 이리도 담배와 라이터가 번쩍번쩍 눈에 띄는지…. 아무래도 제가 금연하는 걸 다른 사람들이 알고 일부러 방해(?)를 하는 것 같습니다. ^^ 매일 재미 없는 얘기만 썼으니 오늘은 웃기고도 서글픈 저의 흡연 시절의 에피소드를 보내 드리지요.

회사에 입사하려고 연수원에서 연수받을 때의 일입니다. 그 때는 학생 때라서 연수원에서의 흡연은 생각할 수도 없었죠. 그러나 담배가 너무 피고 싶은 저로서는 정말 고역이었습니다. 그러던 어느 날 드뎌 기회가 왔습니다. 어느 날 연수원에 웬 아저씨들이 왕창 연수를 왔더라구요. 아저씨들은 쉬는 시간마다 밖으로 나와서는 담배를 연신 퍽~~ 뻑~ 피우고 들어가더군요. 그 모습을 침 흘리며 몰래 보고 있던 저는 어서 밤이 되라고 빌었습니다.

드뎌 밤이 되고 기회는 왔습니다. 저는 어둠에 몸을 숨긴 채 연수원 마당에 있는 쓰레기통으로 달려갔습니다. 축축하지 않은, 날아오는

침들을 기적적으로 피한, 그리고 되도록 긴 담배꽁초들을 잽싸게 몇 개 찾아들고 연수원으로 다시 들어가는데 그 두근거리는 마음이란…. 정말 경험해보지 못한 분들은 모르실 겁니다.

어쨌든 저는 다들 잠든 틈을 타 화장실로 갔습니다. 그런데 문제 발생!!! 불을 뭘로 붙이지???? 정말 난감했습니다. 화장실을 두리번거리던 중 문득 벽에 붙어 있는 콘센트를 발견한 제 머리에는 순간 정말 천재 같은 생각이 스쳐 지나갔습니다. 다시 방으로 몰래 숨어들어 간 저는 드라이기를 가지고 화장실로 돌아왔습니다. 드디어 모든 준비 완료! 저는 드라이기를 콘센트에 꽂고 가장 뜨거운 강풍을 꽁초에 마구 퍼부었습니다. 그러나 그걸로 불이 붙을 리 없지요. 보다 못한 저는 바람이 나가는 드라이기 뒷구멍을 손으로 막았습니다. 그러자 점점 벌겋게 달아오르기 시작하는 코일이 제 눈에는 위험신호가 아닌 정말 행복하게 비치더군요. 어느 정도 달아올랐다고 생각됐을 때 저는 드라이기 앞의 조그마한 구멍 속으로 담배를 밀어 넣었습니다. 그런데 꽁초다 보니 열선까지 닿지가 않더군요. T.T 그래도 조금씩 조금씩 밀어 넣어 열선에 닿았을 땐 필터 끝만 조금 남더군요. 드디어 담배에 불이 붙기 시작하고, 담배를 한 번 빨아야 하긴 하는데 빨기엔 필터 끝이 아주 조금만 밖으로 나와 있었습니다. 게다가 드라이기에서 나오는 바람도 장난이 아니었습니다. 정말 뜨거운 바람이 마구마구…. 그 다음은 상상이 가시죠? 그렇게 저는 담배 한 모금과 제 입을 바꿨답니다. ^^;

CHAPTER TWO

내 몸에 직접 인체실험을 한다고?

우리는 때때로 담배의 독성물질이 인체에 끼치는 해독을 알아보기 위해 동물을 가지고 실험하는 모습을 TV를 통해 볼 수 있다. 필자 역시 금연교육을 하면서 쥐 혹은 닭을 가지고 실험을 한 적이 있다. 담배에 함유된 니코틴만 하더라도 맹독성 물질이므로, 1개비에 함유된 평균 1mg의 니코틴으로 1kg의 생물체를 죽일 수 있다. 쥐 혹은 닭의 경우에는 1개비의 담배 내용물을 끓여서 농축하여 주사하면 3분 정도의 시간 내에 죽게 된다. 따라서 60kg의 사람은 3갑의 담배에 들어 있는 60개비의 담배 정도면 거뜬히 죽일 수 있는 셈이다.

몇 해 전에 스스로에게 담배 독성 인체실험을 한 2명의 중국청년들에 대한 소식이 해외토픽을 통해 우리나라에 알려진 적이 있었다. 각각 20세, 22세 된 청년 2명이 담배를 많이 피우는 사람이 이기는 것으로 하여 내기를 걸고 담배를 피우기 시작했다. 당시 사람이 많은 시장에서 내기를 했기 때문에 주위 사람들이 박수를 치면서 응원했다고 한다. 내기로 진행된 그 담배 인체실험은 곧 판가름이 났다. 1등을 한 청년은 100개비를 피운 후 그 자리에서 즉사했고, 88개비를 피운 청년은 중태에 빠져서 병원으로 이송된 것으로.

자신의 몸으로 담배 독성 인체실험을 한 이 중국청년들의 이야기를 보면서 당신은 어떤 생각이 드는가? 자신을 순식간에 독살시킨 이 청년들의 어이없고 위험한 행동이 매우 어리석다고 생각되지 않는가? 그렇다면, 자신을 서서히 독살시키는 또 다른 사람들에 대해서는 어떻게 생각하는가? 담배가 인체에 해롭다는 진리를 수시로 보고 들으면서도, 폐암 등 각종 암과 여러 다양한 질병을 유발시키고 결국에는 사람을 조기 사망시킨다는 등의 정보를 자주 접하면서도, 가족이나 주위 사람들로부터 금연하라는 권유를 끊임없이 받으면서도 막무가내로 장기간에 걸쳐 담배 독성 인체실험을 하는 사람들을 당신은 어떻게 생각하는가?

담배가 왜 이렇게 많은 사람들에게 피해를 주는가 하면, 사실 담배는 마약이자 독약이기 때문이다. 담배라는 마약에 중독된 많은 사람들이 담배에 위험한 독성물질들이 많이 들어 있다는 사실을 알면서도 끊지 못하고 계속 피우기 때문에 결국 그 막대한 피해를 당하게 되는 것이다.

현재까지 8,000종 이상 발간된 과학논문들이 담배가 인체에 유해하다는 것을 분명히 밝히고 있다. 담배 속에는 4,000종 이상의 화학물질이 들어 있고, 그 중 발암물질로 밝혀진 것만 해도 43종에 달한다.

글쎄 인체실험을 할 필요가 없다니까!

다시 한번 말하지만, 당신은 당신의 단 하나 밖에 없는 귀중한 생명을 걸고 인체실험을 할 필요가 없다. 이미 세계적으로 너무 많은 사람들이 인체실험을 했으며, 그 결과 그들의 건강과 생명이 희생당했음이 입증되었기 때문이다. 심지어 세계 제2위의 담배회사인 브리티시 아메리칸 타바코*British American Tobacco*(이하 BAT) 사의 마틴 브로턴*Martin Broughton* 회장까지도 담배의 유해성을 인정하고 금연을 권고했다. 그는 영국 더 타임스*The Times* 지와의 인터뷰에서 "흡연은 몸에 해롭고 사람들은 담배를 멀리하는 게 낫다"면서 "내 자식이 담배를 피운다면 금연하도록 충고할 것"이라고 말했다.

일반적으로 모든 회사 대표는 자사 제품을 사용한다. 그러나 담배회사 대표는 자사 제품을 사용하지 않는다. 왜냐하면 담배는 세계보건기구*WHO*에서 밝힌 바와 같이 "소비자를 죽이는 유일한 합법품"이기 때문이다.

당신 자신을 독살하지 말라! 1개비를 피울 때마다 평균 11분씩 수명이, 하루 동안 흡연하면서 3.6시간의 수명이, 1년 동안 흡연하면서 2개월의 수명이 단축된다.

흡연으로 인한 사망자 통계에 또 한 사람, 바로 당신을 추가시킬 필요는 없다. 당신을 중독자로 만들어 니코틴의 제물로 삼고 자기 잇속을 노리려는 담배장사꾼들의 감언이설에 결코 넘어가지 말라. 그리고 당신의 건강과 생명이 당신과 당신이 사랑하는 사람들에게 얼마나 귀중한가를 다시 생각해 보라.

호흡이 중요해~

사람이 생명을 유지하는 데 가장 중요한 것이 바로 호흡이다. 음식은 먹지 않아도 적어도 한 달은 살 수 있으며, 물을 마시지 않아도 몇 일은 살 수 있다. 그러나 호흡이 멈춘다면, 단 10분만 중단되어도 두뇌부터 뇌사상태에 빠지고 만다. 몇 분 내에 생명은 중단되어 죽고 마는 것이다. 또 음식과 액체는 몸 안에 축적할 수 있지만 산소는 그렇지 않다. 그러므로 산소는 생명 유지에 있어서 필수조건이고 따라서 호흡작용은 의식적이기보다는 무의식적으로 행해진다.

이렇게 중요한 산소는 호흡운동을 통해 체내로 들어오는데, 먼저 콧속의 코털이 공기에 포함되어 있는 먼지 등의 불순물을 걸러내는 필터역할을 한다. 코를 통해 들어온 산소는 기관지로 이동한다. 기관지에는 2차 방어벽이라 할 수 있는 수많은 섬모와 점액세포가 끊임없이 활동하여 먼지나 세균 등 유해물질들을 제거해내며, 그렇게 해서도 제거되지 못한 유해물질들은 기침과 가래를 통해서 배출된다. 기관지를 통과한 산소는 폐로 이동한다. 폐에는 약 3억 개의 폐포가 있어서 산소를 한껏 받아들이고 이산화탄소를 방출한다. 이러한 일련의 작용을 거침으로써, 비로소 생명이 유지된다.

담배연기를 들이마시는 것은 바로 이런 중요한 생명 유지작용을 방해하는 행위이다. 담배연기 속에 들어 있는 각종 유독가스와 타르는 체내의 섬모와 점액세포를 파괴하고, 폐포를 약화시키며 파괴하는 작용을 한다. 기침이 나오고 가래가 생기며 호흡이 개운하지 못하고 숨이 차는 증상은 이러한 호흡작용을 방해함으로써 생기는 현상인 것이다. 생명을 유지하기 위해 단 한순간도 쉬지 않고 열심히 일을 하는 호흡기를 맑고 신선한 공기를 마셔 돕지는 못할망정, 담배연기로 병들게 하는 것은 생명을 모독하는 행위이다. 담배연기로 자신의 폐를 계속해서 그을려 망가뜨리는 행동은 자해행위로서 어떤 이의 말처럼 "고귀한 생명장기를 파손시키는 천벌을 받을 죄악"이라고도 할 수 있다.

한번 생각해 보자. 흡연자였던 필자와 마찬가지로 당신 역시 당신의 폐, 심장, 간, 신장 등 중요 기관들이 담배의 독성물질을 열심히 배출시키고 해독시키지 않았다면 이미 사망했을 것이다. 체내에 유입되었던 담배의 독성물질들을 감안한다면 당신은 아마 수백 번도 더 넘게 죽었을 수 있는 것이다.

그러나 당신과 필자가 아직까지 살아 있을 수 있는 건 우리의 생명을 유지하기 위해 필사적으로 노력하고 있는 이 중요 장기들의 필사적인 노력 덕분이다. 이에 대해 일부러라도 감사해야 하지 않겠는가? 수년 혹은 수십 년 동안 끊임없이 학대하고 괴롭혀 온 우리의 장기들에게 그럼에도 불구하고 아직까지 건강을 지켜 주고 생명을 연장시켜 준 것에 대해 미안한 마음과 감사하는 마음으로 말이다.

CHAPTER THREE

흡연보다 금연이 더 쉬워

대부분의 흡연자들이 사실 금연을 원하지만 망설이면서 못하고 있다. 그러면서 '금연은 무척 어렵다' 고 생각하는 것이다. 그렇다면 과연 '흡연과 금연 중 과연 어느 것이 어려울까?'

흡연이 금연보다 더 어려워!

흡연이 금연보다 더 어려운 일이다. 믿기 힘들겠지만 그것은 사실이다. 다음의 경험자의 글을 읽어 보라.

계단을 조금만 올라가도 숨이 차고 에너지 충전이 되어 있어야 할 아침에 피곤해서 일어나지를 못하고 입에서 나는 담배냄새 때문에 불쾌하고 태워 먹은 옷이 벌써 2벌….
아이들 때문에 비가 오고 눈이 와도 베란다에서 청승맞게 피워야 하고 비행기를 타면 내릴 때까지 참아야 하고 저녁때 술 마실 땐 한 갑을 다 피우고 집에 오면서 후회하고 담배 때문에 회사에서의 업무생산성이 저하되고 남자로서의 기운이 쇠퇴함을 느끼고 옷을 살 때도 담배를 넣을 수 있는 주머니가 있는지부터 살펴야 하고 운전할 때 가끔 담배를 입에 물고 운전하다 목숨을 내걸었던 적이 몇 번….

담배 피우는 시간 동안에는 아이들과 놀아 주지도 못하고 운동을 할 때는 5분만 뛰어도 숨이 차, 색색거리는 목이 안타깝고 한밤중에도 담배가 없으면 불안해서 근처 슈퍼까지 가서 담배를 사다 놓아야 안심이 되는 이런 모습들이 너무 싫었습니다.

또한 의지 박약자로 보이는 수모를 참아야 하고 솔직히 암에 걸릴까 겁이 나기도 하고 다른 사람에게 간접흡연 피해를 주지는 않는지, 다른 사람들과 가까이 있을 때 내게서 나는 담배냄새로 싫어하지 않는지 자식이 나를 따라 하지는 않을지 피울 때마다 신경을 써야 했습니다.

계속해서 인상되는 담뱃값도 많이 부담되었으며 무엇보다 흡연 → 금연 → 금단증상 → 흡연 → 금연 → 금단증상 → 흡연을 반복해야 한다는 사실들이 너무나 서글펐습니다.

사람들은 흔히 '금연보다 흡연이 쉽다'고 생각한다. 금연을 시도한 처음에는 물론 힘이 들지만 얼마 있지 않아 흡연보다 한결 쉽다는 것을 느끼게 될 것이다. 금연 초기에 정말 너무 힘들어서 포기하고 싶을 정도로 느껴지는 것은 정상적인 반응이다. 하지만 니코틴 중독 치료를 위해 가장 힘든 기간은 오직 첫 2주일이며, 차츰 신체는 적응하여 나아져 간다.

진정한 금연은 단순히 '담배를 끊는 행위'만을 말하는 것이 아니다. 담배를 피우던 습관을 고쳐야 하고 담배에 대한 사고방식을 바꿔야 하며, 그동안 담배에만 의존해 왔던 스트레스 해소방법을 대처할 만한 다른 방법을 찾아야 하는 등, 흡연자의 내적·외적 모습뿐만 아니라 심지어 대인관계에 이르기까지 변화를 가져올 수 있는 일대의 변혁이다. 게다가 이러한 긍정적인 측면 외에도 신체적·정신적 금단증상의 괴로움을 경험할 수도 있다.

그러나 금연은 확신하건대 당신의 생명을 구할 수 있고 또 당신 가족의 미래를 소중하게 지킬 수 있는 중요한 행동변화이다. 이러한 중요한 일을 아무런 대가 없이 쉽게 얻으려고 생각하지 말라. 쉽게 얻는 것은 그야말로 쉽게 잃기 마련이니까.

이 세상에서 가치 있는 것을 성취하기 위해서는 모두 노력을 요하며, 그에 따른 어려움도 극복해야 한다. 그것은 금연에 있어서도 동일하게 적용된다. 금연을 시작하면 처음 얼마 동안은 힘이 들지만 시간이 갈수록 어려움은 줄어들게 된다. 시간은 금연자의 편이기 때문이다. 만일 당신이 이것을 알고 대처한다면, 금연을 하는 데 따른 어려움을 극복하기가 훨씬 더 쉬울 것이다.

결국 '담배중독을 극복한다' 는 것은, 겉으로 보기에는 쉬운 길처럼 보이지만 종국에는 당신을 파멸로 이끄는 무시무시한 수렁을 택하지 않고, 비록 지금은 힘들고 고되지만 결국에는 즐거움과 보상을 가져다주는 얼마 동안의 고통을 택하는 것을 의미한다.

기억하라, "시간은 금연자의 편이며, 금연은 흡연보다 쉽다."

완전 금연(종신 금연)을 목표로!

많은 사람들이 '금연' 하면, 담배를 끊는 행동으로만 이해한다. 금연에 대해 그렇게 단순하게 생각하는 사람들이 실패를 경험하고 좌절감을 느끼는 경우가 많다. 사실 앞에서도 언급했지만 금연은 담배를 끊는 행동으로만 볼 수 있는 단순한 것이 아니다. 금연은 그보다 복합적인 면들을 내포하고 있다. 필자는 금연을 시도한 많은 사람들을 보고 도운 경험을 통해 금연 패턴을 다음과 같이 일시적 금연, 불완전 금연, 완전 금연(종신 금연) 세 종류로 나눈다.

일시적 금연

흡연자들 중에서 금연을 단 한 번이라도 시도해 본 사람이라면 대부분 겪는 금연경험이다. 즉 단지 며칠 혹은 1~2개월 동안 금연했다가 다시 흡연하는 것이다. 이러한 금연 실패의 가장 큰 원인은 각종 신체적 금단증상들과 강한 흡연욕구인데, 심지어 단 하루도 넘기지 못하는 사람들도 많이 있다. 이러한 일시적 금연은 금연이라기보다는 오히려 '담배 피우는 것을 잠시 쉰다'라고 표현하는 것이 더 적합할 것이다.

그런데 이러한 일시적 금연을 통해 실패의 경험을 교훈 삼아 금연 성공으로 나아가는 사람들이 있는가 하면, 일시적 금연이 거듭 반복되면서 금연에 대한 자신감이 상실되어 실패의 나락으로 깊이 떨어지는 사람들도 많이 있다.

> "저는 벌써 10번째 금연에 실패했습니다. 이러다가 습관성 금연환자가 되는 건 아닌지 걱정됩니다. 최근에는 금연한 지 딱 46시간만에 다시 담배를 피웠습니다. 이제는 금연을 언제 어떻게 시작해야 할지, 또 다시 실패할 걱정에 스트레스만 쌓입니다.
>
> 제가 다시 금연을 시작할 수 있을까요? 이젠 금연을 시작하는 것조차 어렵게 생각됩니다. 금연을 간절히 바라면서도 다른 한편에는 '한 개비 정도는 괜찮겠지' 하는 너그러운(?) 허락의 마음이 숨어 있습니다. 그래서는 안 되는데…. 제가 다니고 있는 회사 직원 모두가 흡연자인데, 그들 모두 저의 반복되는 금연과 흡연을 바라보며 웃고 있습니다."
>
> *– 30대 남자, 회사원*

불완전 금연

이러한 사람은 소중한 친구이자 연인이었던 담배와 결별하고, 혼자 살아가기로 작정하고 매정하게 담배를 버렸다. 금연에 대한 가족들의 기대를 생각하며 아주 참기 힘든 담배의 유혹을 애써 외면한다.

하지만 금연으로 인해 건강이 회복되면서 금연을 절실하게 원했던 동기도 서서히 희석된다. 그리고 시간이 점점 더 지나면서 주위의 혹은 길거리의 흡연하는 사람들을 볼 때면 자유롭게 흡연하지 못하는 자신의 처지에 대한 박탈감과 분노도 느낀다. '왜 나만 담배를 끊어야 하는 거야? 담배를 피우면서도 잘 지내는 사람들이 저렇게나 많은데….' 흡연에 대한 욕구를 언제까지 참아야 하는지. 금연하는 것이 이젠 견딜 수 없을 정도로 힘들게 느껴진다.

금연하고 있다. 그러나 '금연에 성공했다' 고는 마음놓을 수 없는, 안정적이지 못한 상태이다. 금연생활을 하고 있지만 장기간에 걸쳐서, 때로는 평생토록 마음 속에 흡연을 그리워하고 흡연에 대한 욕구와 싸우며 언제 실패할 지 모르는 금연을 불완전 금연이라고 한다.

"저는 23년간 흡연하다가 이제 금연한 지 90일된 사람입니다. 금연을 시작하면서부터 엄청난 금단증상에 시달리다가 약 30여 일 동안은 편안하게 금연생활을 할 수 있었습니다. 그런데 70일이 지난 후부턴가, 또다시 엄청난 흡연욕구에 시달렸습니다. 지금은 갈수록 흡연욕구가 강해지고 있습니다. 강하든 약하든 계속되는 흡연욕구에 점점 약해지는 저를 볼 때가 있는데 그것이 제일 두렵습니다. 계속되는 흡연욕구는 정말 괴롭습니다. 언제쯤 이 징그러운 흡연욕구에서 벗어날 수 있을까요?

— 40대 남자, 회사원

완전 금연(종신 금연)

완전 금연은 흡연욕구까지 사라지고 신체와 정신이 회복된 생활을 영위하는 상태를 말한다.

어떤 사람들은 '한 번 흡연자'는 흡연욕구가 평생토록 남아 있기 때문에 금연을 유지하기 위해서는 평생 그것과 싸워야 한다고 말하기도 한다. 금연을 언제쯤 끝날지 모르는, 생명이 다할 때까지 고군분투해야 할 과제로 생각하는 것이다. 그러나 그것은 사실이 아니다. 담배에 대한 생각이 흡연 시절과는 완전히 변해 그것을 향한 그리움이나 욕구가 다 사라지고 담배로부터 온전히 자유롭게 되는 완전 금연에 이를 수 있기 때문이다.

완전 금연을 하는 사람들에게는 더 이상의 흡연욕구가 남아 있지 않다. 때때로 '딱 한 개비의 욕구'가 생길 수 있다 할지라도 그 강도는 크지 않아 그냥 스쳐 지나가고 만다.

불완전 금연 기간을 거쳐서 완전 금연에 이르는 사람들도 있고, 간혹 금연 초기부터 이러한 경험을 하는 사람들도 있다. 그러나 분명한 것은 담배의 해악과 금연의 유익에 대해 많이 알면 알수록 완전 금연을 할 가능성이 높아진다는 것이다.

필자의 많은 금연교육 및 상담경험을 통해 볼 때, 완전 금연에 이르는 사람들의 금연동기와 마음자세에는 대개 다음과 같은 요소들이 포함되어 있다.

- 신체적 · 정신적 건강
- 자신의 생명에 대한 존중
- 타인에 대한 존중
- 흡연으로 자신과 타인을 학대했던 데에 대한 마음 속으로부터의 깊은 반성
- 가족을 사랑하고 지키고자 하는 마음
- 니코틴 중독으로부터 자유인으로서의 삶(자기 존중)
- 기만적인 담배와 담배회사에 대한 인식 및 분개
- 인생에서 자신이 성취하고자 하는 진취적인 이상과 목표

이와 같이 흡연과 금연에 대한 인식이 전환되고, 중 · 장기적인 자신의 삶의 의미와 관련된 금연동기와 목표가 서 있지 않으면, 언제 유혹이나 스트레스로 인해 무너질지 모른다. 그러므로 완전 금연을 하는 사람에게서는 삶의 변화가 자연스럽게 수반된다. 이러한 사람들은 금연과 더불어 너무나 많은 것을 얻고 인생의 변화를 체험하기 때문에 흡연은 더 이상 선택사항이 아닌 것이 된다. 그들에게는 개인적 행동과 습관, 사고, 인간관계 등 삶의 전반에 변화가 일어났기 때문이다.

진정 자신을 아끼고, 가족을 아끼고, 그리고 타인까지 아끼는 가운데 생애를 개혁하면서 자연스럽게 타인에게 본이 되는 삶을 살게 된다. 이것이 바로 진정하고 완전한 금연이다. 그리고 그것이야 말로 '흡연행동만 끊는(그렇지만 언제까지나 담배를 그리워하는 비참한) 금연자'가 아닌, 금연과 함께 인생이 변하는 '완전한 금연자'가 되는 길이다.

20여 년의 흡연생활을 200일 금연이 어찌 이겨내겠느냐 마는, 나는 반드시 싸워 이겨낼 것이다. 지금의 나는 옛날의 내가 아니니까.

1년 전, 심한 스트레스와 흡연이 나를 죽음의 구렁텅이로 몰아가고 있다는 것을 몸소 느끼던 그 때, 하지만 독한 인간은 못 되어 셀 수 없이 많은 금연 실패를 하면서 흡연과 금연을 반복했다. 그러던 와중 아주 우연한 기회에 '금연나라'를 만나 지금은 나 자신도 놀랄 만한 일, 즉 200일 금연을 하게 되었다.

담배를 끊는다는 것에 대한 가장 간단한 대답은 "담배를 피우지 않으면 된다"이다. 옛날의 나 역시 이렇게 생각했었다. 그런데 이런 생각을 가지고 이런 금연을 했다가 나는 정말 수도 없이 많은 실패를 했다.

'금연 = 자신을 변화시키는 것.'

이것이 바로 영구적으로 금연하는 방법이라는 것을 나는 '금연나라'를 통해 배웠다. 지금의 나는 금연을 시작하기 200일 전의 나와 전혀 다른 사람이 되어 있다. 지금의 나는 옛날과는 전혀 다른 기분으로 살아가고 있다. 지금의 나는 내 몸을 무척이나 아끼고 사랑하는 사람이 되었으며 몸의 컨디션뿐만이 아니라 사는 방식 또한 많이 달라졌다. 이것이 금연을 계속할 수 있는 커다란 버팀목이 되어 주는 것 같다. 게다가 금연만으로는 느끼지 못했던 내 몸의 응답을 나는 달리기를 하면서 비로소 느낄 수 있었다. 지금은 10㎞ 완주 3회, 하프 완주 2회를 거뜬히 해낼 수 있을 정도로 건강하게 되었다. 이렇게 되기까지는 많은 거리를 혼자 달리면서 내 몸이 나에게 하는 소리에 귀를 기울이고 나에게 수많은 질문과 답을 하는 과정이 있었기에 가능했다. 그리고 이제 내 몸은 나에게 전과 다른 싱싱한 건강함을 돌려주기 시작했다. 나는 내가 몸을 아끼지 않으면 내 몸이 그에 상응하는 답을 한다고 생각한다. 자신을 아끼지 않은 만큼 암, 고혈압, 당뇨병 등등의 온갖 질병으로 나에게 앙갚음을 한다고 말이다.

금연은 바로 '내 몸 사랑'에서부터 시작된다. 담배를 끊으면서 자신이 변하는 금연. 이것이 바로 금연을 성공하게 하는 비결일 것이다. 명심하라, 단순히 담배만 끊는 것으로 순간의 금연은 가능하지만 영구적인 금연에는 실패를 반복할 뿐이라는 사실을. 나는 앞으로도 금연을 시작했을 때의 초심을 잃지 않고 평생 금연할 것이다.

– 40대 남자, 자영업

자, 이젠 이러한 완전한 금연을 목표로 하여 금연 준비를 해 보자. 완전한 금연을 하기 위해서는 담배와 흡연에 대해 정확히 알아야 하고, 금연에 대한 인식의 전환이 필요하다.

CHAPTER FIVE

당신을 상대로 벌이는
담배회사들의 사기극

담배를 끊으려면 무엇보다 담배를 제조·판매하고 소비자들을 니코틴에 중독시키는 담배회사에 대해 알아야 한다.

우선 담배회사들은 흡연하다가 사망해 더 이상 담배를 소비하지 못하는 사람들을 대체하기 위해 매일 11,000명의 새로운 흡연자들을 필요로 한다. 새로운 소비자를 유치하기 위한 담배회사의 최상의 투자대상은 지금 한창 자라나고 있는 젊은 세대들이다. 그리하여 담배회사들은 청소년들에게 마치 담배가 세상의 온갖 멋, 힘, 자유, 그리고 쾌락 등을 가져다주는 멋진 기호품인 것처럼 교묘하게 광고를 한다. 뿐만이 아니다. 담배회사들은 각종 스포츠 행사, 문화 행사를 후원함으로써 청소년들의 마음을 끄는 데 혈안이 되어 있다. 또 담배회사들은 학교 앞에서 무료로 담배를 배포하는 행사를 하기도 하는데, 개발도상국에서는 심지어 어린아이들에게까지 담배를 무료로 나눠주기도 한다(담배회사들은 어린아이들까지도 담배에 중독시키기 위해 꿀과 설탕을 담배에 넣은 혐의도 받고 있다). 어린아이들은 담배에 대한 사전지식이 전무한 상태에서 공급받은 맵시 있고 향기가 나는 담배를 그야말로 호기심에 피우다가 어느새 중독되고 만다. 이렇게 하여 아이들은 평생 담배를 사서 피워야만 하는 담배회사의 포로가 되는 것이다.

만병통치약에서 거대한 살인마로 변한 담배

인류 역사에 담배가 본격적으로 들어온 것은 1492년 스페인의 탐험가 콜럼버스(Christopher Columbus, 1451.8~1506.5)가 아메리카 대륙을 발견한 이후이다. 유럽인으로는 처음으로 콜럼버스가 미주美洲대륙을 방문했을 때, 그는 그곳의 원주민인 인디언들을 통해 처음으로 담배를 알게 되었다. 당시 인디언들은 콜럼버스에게 많은 선물을 가지고 왔는데 그 중에는 서양인들에게는 알려지지 않은 식물인 '타바코'라는 크고 마른 잎도 포함되어 있었다. 당시 미주대륙에 거주하던 인디언들은 이 담배를 의약용으로 또는 의식용으로 사용해 왔다고 한다.

하여튼 콜럼버스는 귀국 후 담배를 왕실과 귀족 그리고 부유한 상류층에 선물했다. 당시 담배를 피우는 모습을 처음 본 사람들은 누구나 호기심을 갖게 되어 담배는 상류층에 쉽게 퍼지게 되었다. 그러나 당시에는 값이 매우 비싸고 물건도 귀해 일반인들에게 널리 퍼지기까지에는 많은 시간이 흘러야만 했다.

타바코의 명성이 널리 알려진 것은 15세기 프랑스의 포르투갈 대사였던 장 니코(Jean Nicot, 1530~1600.5) 때문이었다. 그는 담배잎을 자신의 이름을 본 따서 '니코티아나 잎*Herba Nicotiana*' 이라고 불렀으며 주요 성분을 '니코틴*Nicotine*' 이라 명명했다. 1560년에 장 니코는 담배가 암을 치료한다면서 최초로 의학적인(?) 주장을 펼쳤으며, 사람들은 담배를 점차 '만병통치 약초*Herba Panaceja*' 라고 부르게 되었다.

 담배의 치료 효능에 대한 소식은 유럽 전역에 빠르게 퍼져 나갔다. 담배는 영국, 터키 외 근동近東지방과 발칸반도 나라들에까지 전파되었다. 그와 함께 미주대륙을 방문하는 많은 사람들이 담배를 수입하기 시작했으며, 마침내 그 수요가 높아짐에 따라 담배재배가 유럽 전역에 걸쳐 퍼지게 되었다.

 그러나 담배가 무조건 환영받기만 한 존재는 아니었다. 처음에는 작가들과 현명한 사람들이 담배를 건강한 식물로 찬양하는 것과 담배에 중독되는 것에 반대했다. 특히 영국 왕 제임스 1세(James I, 1566.6~1625.3)와 프랑스의 루이 13세(Louis XIII, 1601.9~1643.5)는 담배에 대해 비난하고 담배의 판매와 사용을 법으로 금했으며 위반자는 엄한 형벌로 다스리기도 했다. 그러나 여러 국가 당국들이 담배 세금을 통해 막대한 수입을 벌어들이게 되자 담배에 대한 비판도 조금씩 수그러들었다.

 20세기에 들어서자 담배는 제1차세계대전과 제2차세계대전을 통해 더욱 빠르게 전 세계로 보급되었다. 담배회사들은 전쟁터에 나간 병사들에게 무상으로 담배를 공급했는데, 이와 함께 흡연반대 운동도 전쟁에 가려져 수그러들었다. 담배는 곧 자신의 목숨을 언제 앗아갈지도 모르는 위태롭고 위험한 전쟁에 참여한 병사들에게 위안과 전우애의 상징이 되었고, 수많은 비흡연 청년들을 흡연자로 만들었다. 담배소비량은 급증했으며, 전쟁 중에 흡연자가 된 많은 병사들은 전쟁이 끝난 후에도 계속하여 주담배소비자가 되었다.

이렇듯 전 세계적으로 비참한 대전쟁을 치렀던 20세기를 통해 담배산업은 비약적으로 발전했다. 더불어 담배회사는 영화산업이 발전하자 그것을 이용한 광고를 통해 흡연을 '즐거움의 원천'으로 보여지게 했다. 그 결과, 많은 사람들은 흡연을 인생에 즐거움을 가져다주는 기호품으로 간주하게 되었다.

현재 세계적으로 약 11억이나 되는 인구가 담배를 피우고 있다. 이는 5명 중 1명꼴로 담배를 피우고 있다는 말이 되므로, 담배회사들이 얼마나 엄청난 수입을 올리고 있는지를 충분히 상상할 수 있으리라. 이처럼 만인이 애용하는 상품은 전무후무하다 하겠다.

영국 BBC 방송은 "흡연이 향후 20년 동안 개발도상국의 가장 거대한 살인마가 될 것"이라고 보도하면서, "흡연과 관련된 질병으로 인한 사망률이 에이즈 사망률을 능가할 것이며, 20년 내 개발도상국에서만 1년에 850만 명이 흡연으로 사망할 것"이라고 전망했다. 현재 전 세계 흡연자 11억 중 매년 약 400만 명이 담배가 원인인 병으로 죽고 있다.

세계보건기구 WHO는 "흡연사망자가 급증하고 있어서 오는

2020년에는 연간 1천만 명으로 늘어날 것"이라면서 각국에 강력한 흡연규제 정책의 도입을 촉구하고 있다.

담배회사들은 오랫동안 담배가 폐암 등 치명적인 질병을 일으키는 요인이 아닐뿐더러 중독성도 없다고 주장해 왔지만, 사실은 이미 1950~60년대부터 그 사실을 알고 있었다는 것이 담배회사 내비밀문서가 공개되면서 밝혀졌다. 내부 고발자에 의해 이 보고서가 수면 위로 떠오르면서 그동안 "담배는 해롭지 않으며, 중독성이 없다"는 담배회사측의 공식적인 주장은 대중을 상대로 한 사기극이었음이 밝혀진 것이다.

담배회사들은 담배 판매를 통해 막대한 이익을 챙긴다. 담배 생산과 판매는 실로 놀라울 정도의 저비용·고수익 장사로서, 담배 잎 구매에서부터 제조, 광고, 그리고 소송에 들어가는 비용까지 모두 제하고도 담배원가의 40~50%에 달하는 이윤을 남긴다. 즉 다른 일반 제품들보다 수익이 무려 2배나 되는 것이다. 생활에 필요한 것도 아니고 건강에도 나쁜 물건을 매일 사도록 만드는 것은, 위에서도 언급했지만 고도로 발달된 담배회사들의 이미지 광고와 마케팅의 결과다.

일단 담배에 중독된 사람들의 경우, 담배에 대한 정신적 중독성(의존증)은 육체적 중독보다 더 강력하다. 결국 흡연자들은 담배회사의 마케팅 전략에 함락되어 포로가 된 것이다.

이러한 목적을 위해 담배회사는 광고 판촉비가 타 상품의 그것에 비해 엄청나게 높이 책정되어 있고(매출액의 10%까지 점유), 매년 수억 달러씩 막대한 광고비를 사용하고 있다.

그러면 담배회사들이 담배와 연관시켜 판매하는 이미지와 그 실상을 비교하여 살펴보기로 하자.

<표 1> 담배 광고의 이미지와 그 실상

담배 광고의 이미지	담배의 실상
즐거움을 준다	괴로움을 가져다준다. 흡연으로 인한 허약과 질병, 그리고 서서히 다가오는 죽음의 그림자는 당신이 누릴 수 있는 각종 즐거움을 당신에게서 빼앗는다. 잠깐의 쾌감 대신 지속적이고 치명적인 고통을 가져다주는 것이다. 1년 동안 피울 담뱃값을 모은다면, 가족과 함께 해외여행도 갈 수 있는 즐거움이 있다.
매력적으로 보인다	흡연자의 옷이나 입 안에는 항상 담배냄새가 배어 있어 냄새나고 지저분하게 보일 뿐만 아니라, 담배 하나도 못 끊는 의지력이 부족하고 타인을 배려하지 못하는 사람으로 보인다.
몸매를 날씬하게 만든다	흡연은 내장지방 축적을 일으켜 복부비만이 되게 한다. 금연을 하면 공복감에 전에는 하지 않던 군것질을 하거나 신진대사 변화로 인해 일시적으로 체중이 증가할 수 있다. 하지만 식사조절과 운동을 병행하면 체중증가 없이 금연할 수 있으므로, 체중감량을 목적으로 하는 흡연으로 건강을 위태롭게 할 필요가 없다.
흡연은 성숙미를 보여 준다	흡연자는 비흡연자보다 주름살이 일찍 생기기 때문에 실제 나이보다 늙고 보기 흉하게 보인다. 게다가 흡연 청소년이 계속 흡연할 경우 평균 22년 정도 조기 사망한다고 한다.

담배와의 전쟁에서 영원히 승리하는 법

여성을 남성과 동등하게 만든다	미국 등 선진국에서는 50년대부터 남성과 동등됨의 상징으로 여성들의 흡연율이 높아졌지만, 결과적으로는 여성들의 폐암사망률만이 남성과 동등하게 되었다. 게다가 여성이 남성과 같은 양의 담배를 피울 경우, 여성의 피해가 훨씬 더 크다.
세련되고 아름답게 보인다	담배의 나쁜 성분들로 인해 피부의 혈액순환이 안 좋아져 피부색이 검어지고 나빠진다. 누런빛을 띠고 성적 매력을 더하는 홍조가 없는 경우도 있다. 따라서 화장을 해도 촉촉하고 탄력 있는 피부를 대신하지 못한다. 또한 흡연자의 나쁜 구취를 좋아할 사람은 없다. 얼룩진 치아, 누런 손가락 및 얼굴빛은 아름다움과는 거리가 한참 멀다.
자신감 있게 보인다	금연을 하지 못하는 의지력이 박약한 사람으로 보인다. 유약한 정신질환자들이 흡연을 많이 한다.
남성을 남성미가 넘쳐 보이게 한다	흡연 남성은 비흡연 남성보다 주름살이 훨씬 많으며 발기부전으로 성기능 장애를 일으킨다. 또한 흡연은 스태미나를 감소시켜 흡연자들에게서는 남성미를 절대 찾아볼 수 없다. 니코틴에 의존하는 의지력이 부족한 남성으로 보이기도 한다.
스트레스를 해소한다	니코틴이 유발시킨 금단증상을 니코틴이 체내에 들어가서 아주 조금 완화시켜 주는 것을 스트레스가 해소되었다고 잘못 느끼는 것뿐이다. 시간이 조금 지나서 니코틴 효과가 떨어지면 여지없이 다시 초조, 불안해지게 된다. 그리고 흡연으로 인해 컨디션과 건강이 나빠질 경우 스트레스에 더 약하게 된다. 폐암 등에 대한 두려운 마음과 금연을 해야 한다는 스트레스가 가중되기 때문이다.
멋있게 보인다	원하면서도 금연을 하지 못하는 아주 불쌍한 의지 박약자로 보인다. 계단, 화장실, 건물 밖에서 흡연하는 모습은 정말 궁상맞다.

지적이고 부유하게 보인다	대체로 교육 수준이 낮고 소득이 적은 사람들이 많이 피운다.
여성을 독립적이고 자유롭게 한다	니코틴에 중독되면 자유롭기는커녕, 담배의 노예가 된 다. 니코틴은 중독성이 강한 코카인, 헤로인과 같은 정 도의 중독성을 가지고 있으며 끊기가 어렵다.

결론적으로 담배회사는 담배가 사람들에게 즐거움, 매력, 건강
미 등을 가져다주는 것처럼 광고하지만 실상 그들이 파는 것은 끝
을 알 수 없는 수렁 같은 중독, 죽음으로 가는 관문인 질병, 육체
적·정신적 고통, 그리고 죽음과 같은 것들이다. 결국 흡연자들은
겉포장을 멋지게 하여 유혹하는 담배회사들의 광고 이미지에 세뇌
되어 니코틴에 중독된 불쌍한 포로신세인 것이다.

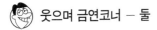

개그콘서트 패러디 ^_^ (ID : 끈차)

담공 : 끈차야, 이제 네 개인기가 바닥난 것이냐?

끈차 : 그렇습니다.

담공 : 아니다, 넌 더할 수 있어. 너의 개인기를 펼쳐라.

끈차 : 없습니다….

담공 : 자부심을 갖자. 우린 그 유명한 담배인삼공사 평생직원이 아니냐.

끈차 : 그럼 개인기를 보여드리겠습니다.

담공 : 오~ 그래, 무슨 개인기냐?

끈차 : '담배 펴서 세금내자'를 보여드리겠습니다.

담공 : 오~~ 그 개그는 이번 담배인삼공사 게시판에서만 볼 수 있다
      는 그 개그,

끈차 : 그렇습니다!

담공 : 지방자치단체가 돈 떨어지면 날이면 날마다 써먹는다는 그 개그,

끈차 : 그렇습니다!!

담공 : 꼴초 흡연자가 일주일 밤낮을 연구해서 만들어냈다는 그 개그,

끈차 : 그렇습니다!!!

담공 : 여러분은 오늘 정말 금연연대 게시판에 자~알 오신 거예요.
      보여줘라 그 개그~~!

끈차 : '담배 펴서 세금내자'를 보여드리겠습니다.

      "이주일 씨는 나이 먹어 죽을 때가 되어서 죽은 거다!!!

      여러분은 죽든 말든 실컷 피세여~. 세금이나 팍팍 걷히게!!!"

담공 : 오~ 그래 반응이 좋다. 이 반응에 부응해서 하나 더 보여줘라.

끈차 : 없습니다….

담공 : 아니다, 끈차야. 자부심을 갖자. 우린 그 유명한 담배인삼공사 평생직원이 아니냐!

끈차 : 좋습니다. 그럼 보여드리겠습니다!! 최후의 보오~루!!

담공 : 최후의 보루~. 오~ 그래 최후의 보루가 뭐냐?

끈차 : 담배인삼공사의 사훈을 보여드리겠습니다~.

담공 : 오~~ 담배인삼공사의 사훈~. 회사 창립 때 보여 주고 지금 처음 보여 준다는 그 개~그~.

끈차 : 그렇습니다!!

담공 : 지금 보면 앞으로 담배인삼공사가 망한 후에나 볼 수 있다는 그 개~그~.

끈차 : 그렇습니다!!!

담공 : 그동안 누구에게도 보여 주지 않았던 그 개그~~.

끈차 : 그동안 보여 줄 만한 사람이 없었지요…. 피는 족족 다 폐암 걸려 죽었으니….

담공 : 그래 끈차야. 울분을 토해내, 울분을 토해내~~. 여러분은 오늘 정말 금연연대 게시판에 자~알 오신 거예요…. 아까 보신 담배 펴서 세금내자는 잊어버리세요….

끈차 : 담배인삼공사의 사훈을 보여드리겠습니다!!
"담배로 망가진 몸, 인삼으로 되돌리자!!!!"

CHAPTER SIX

간접흡연은 명백한 살인행위

직장 내 흡연으로 인해 병들거나 신체적 고통을 견디다 못해 직장을 그만두는 사람들이 늘고 있다. 필자가 이 문제를 심각하게 여기게 된 계기는 수년 전, 조달청에서 10년간 근무한 30세 비흡연자인 남자가 간접흡연으로 인해 폐암 판정을 받은 후 한쪽 폐를 제거하는 수술을 받은 일 때문이었다.

동갑인 그의 아내가 찾아와서 사정을 말하기를, 남편이 한쪽 폐를 제거하는 수술을 받아 정양靜養생활이 더 필요한데 회사에서는 병가病暇를 2개월 밖에 주지 않았다고 한다. 그런데 그러한 상황을 옆에서 지켜보던 그의 상사가 사정을 딱하게 여겨 '산재産災로 증명되면 6개월 휴가를 받을 수 있다'고 알려 주어 간접흡연으로 인한 폐암인 것을 증명받으러 왔다는 것이었다.

이 이야기를 듣고 나는 기가 막히고 말았다. 선진국에서 그러한 일이 발생했다면 응당 수백억 원을 배상으로 받을 수 있는 억울한

케이스인데도 불구하고 다만 병가만이라도 4개월 더 연장하려고 아내가 뛰어다니는 우리나라의 현실이 너무 마음 아팠던 것이다.

 간접흡연은 명백한 살인행위다. 하지만 수많은 흡연자들은 자신이 사랑하는 주위 사람들을 바로 자신이 병들게 만들고 서서히 살인하고 있다는 사실을 의식하지 못한 채 담배를 피우는 일이 많다.
 집에서 담배를 피울 경우, 가족 특히 태아와 어린이에게 미치는 영향은 가히 치명적이다. 게다가 전체 여성 폐암환자가 폐암에 걸린 원인 중 5분의 1이 바로 남편의 흡연 때문이며, 남편이 흡연자일 경우 아내가 유방암에 걸릴 확률이 50%나 높아진다는 사실은 이미 의학계에서 입증되었다. 이에 좀더 덧붙이자면, 흡연자의 배우자는 비흡연자의 배우자보다 폐암이나 후두암에 걸릴 위험이 약 35% 더 높고, 심장병에 걸릴 위험은 50% 더 높다. 또 담배를 피우는 부모를 가진 영아의 급성 호흡기질환 감염률은 그렇지 않은 영아의 그것보다 5.7배나 높으며, 폐암 발생률도 2배나 높다.
 전문가들은 간접흡연의 피해가 직접흡연보다 25%나 크다고 경고한다. 담배가 타 들어가면서 공중으로 퍼지는 담배연기는 흡연자가 필터를 통해 마시는 연기보다 독성이 훨씬 높아서 일산화탄소는 무려 8배, 암모니아는 73배, 디메틸트로사민은 52배, 메틸나프탈렌은 28배, 아닐린은 30배, 나프틸아민은 39배나 더 많다.
 미국에서는 매년 흡연으로 인해 약 40만 명이 사망하고 있다. 그런데 통계에 의하면 직접흡연으로 인한 사망자 8명당 간접흡연 사망자 1명이 발생하고 있다고 한다. 그러니까 간접흡연으로 인해 매년 약 5만 명이 사망하고 있는 셈이다.

담배는 담배를 피우는 당사자의 생명을 서서히 파괴시킬 뿐만 아니라 본인도 모르게 사랑하는 소중한 배우자와 자녀, 그리고 직장동료 등 가장 가까운 사람들의 건강과 생명까지 덤으로 노린다.

간접흡연자들의 글을 읽어 보기로 하자.

저희 사무실 안에 하루종일 자욱한 담배연기 때문에 비흡연자인 저로서는 머리가 아프고, 숨도 못 쉬는 등 고통이 심합니다. 이런데서 계속 일을 해야 하나여? 솔직한 제 심정은 담배 없는 나라에서 살고 싶고, 담배를 피우는 인간들은 모두 죽어버렸으면 합니다.

사무실 직원 한 명은 자기도 담배를 안 피울 때가 있어서인지 제 심정을 어느 정도 이해한다고 합니다. 하지만 그놈이 더 나쁜 놈입니다. 왜냐하면 알면서도 더 많이 피워대니까요.

저는 임신 5개월의 임산부로 현재 직장에 다니고 있습니다. 그런데 저희 사무실 차장이 워낙 골초라서 막무가내로 담배를 피워댑니다. 아무리 말을 해도 듣지를 않습니다. 뭐 자신도 담배를 필 권리가 있다나요….

담배를 필 때마다 자리를 피하자니 자연히 업무공백이 생기는 건 물론이고, 무엇보다 스트레스가 쌓여서 죽겠습니다.

담배를 피울 권리가 있다면, 저에게도 담배연기를 거부할 권리가 있다고 생각하는데요. 자신의 권리만을 주장하는 이기적인 사람이 뿜어대는 담배연기 때문에 피해를 입는 저나 제 뱃속의 아이는 어쩌란 말입니까?

CHAPTER SEVEN

우리의 미래를 파괴하는 청소년 흡연

다국적 외국 담배회사들이 다양한 담배상품과 기발한 마케팅전략으로 본격적으로 한국시장을 공략해 오고 있다. 2001년 7월, 외국 담배회사도 국내에 공장을 지을 수 있도록 담배사업법이 개정되었고 담배수입관세가 올해 20%에서 2003년 30%, 2004년 40%로 오를 전망이기 때문에 유수의 다국적 담배회사들이 일제히 국내 현지공장을 신축하고 한국지사를 세우는 등 본격적인 시장 쟁탈전에 뛰어든 것이다. 현재 국내에 진출한 주요 외국 담배회사는 '말보로', '버지니아 슬림' 등을 판매하는 필립모리스*Philip Morris*, '던힐', '켄트'로 유명한 브리티시 아메리칸 타바코(BAT), '마일드 세븐'의 저팬타바코인터내셔널*Japan Tobacco Inc.*, '오마샤리프'의 상표권 소유업체인 알타디스*Altadis* 등 4개 사이다.

이와 같은 다국적 외국 담배회사들이 최근 추진 중인 한국 내에서의 담배 제조공장 설립이 완성될 경우 외국 담배의 한국시장점유율은 훨씬 더 높아질 전망이다.

　다국적 담배회사들이 한국시장을 노리는 이유는, 미국 등 선진국에서의 담배소비가 감소추세에 있는 데다 거액의 흡연 관련 손해 배상 소송 때문에 제대로 장사를 할 수 없어 신흥시장을 개척하고 있기 때문이다. 이에 따라 1998년 4.9%에 그쳤던 국내의 외국산 담배점유율이 계속 높아져서 4년 사이에 20%대로 급등했다. 특히 외국 담배회사들은 시장점유율 확대를 위한 주요 판촉 대상을 청소년들로 잡고, 막대한 자본과 축적된 판촉 기술을 가지고 청소년 대상 마케팅을 하고 있어서 이미 '청소년 흡연인구 대폭 증가'로 이어지고 있는 실정이다.

　또한 외국 담배회사들은 선진국에서 있었던 막대한 담배피해 소송 배상금을 만들기 위해 그리고 자기들의 이익을 위해 담배와의 전쟁도 없고 거액의 담배피해 소송도 제대로 이루어지지 않는 우리나라로 몰려오고 있다. 그리하여 우리나라 청소년들의 깨끗한 폐를 검고 병들게 만들어 그 이익을 챙기려고 각종 술수를 쓰고 있다. '우리 미래의 주인공인 청소년들의 폐를 썩게 하여 병들게 만들고 니코틴 중독자로 만들어 죽이면서, 자국민 담배피해 소송 배상을 해 주고 자기들의 뱃속을 채운다?' 이런 분통 터지는 일이 세상에 또 있을까?

　돌이켜 생각해 보면 우리 어른들이 소리 없는 담배와의 전쟁에서 우리 아이들을 보호해 주지는 못할 망정, 오히려 보란 듯이 앞장서서 담배를 피워대 담배와의 전쟁도 제대로 시작하지 못했다. 뿐만 아니라 청소년들의 흡연에 대해서도 수수방관했으니, 여러 외국 담배회사들이 그들의 담배판매의 전초기지로 삼기 위해 우리나라로 몰려오는 것은 어쩌면 당연하다고 할 수 있겠다.

관련 정부부처나 지방자치단체에서는 외국 담배회사들이 국내에 들어올 경우 생기는 고용창출 및 세금수입 등의 부가가치 효과를 들먹이기도 한다. 그러나 그것은 마치 정부 경제관련 부처에서 국민을 죽이는 중독성제품을 판매하면서 세금수입이 많으니 괜찮은 사업이라고 여기는 것과 같다. 게다가 수많은 청소년들이 미래에 흘릴 피의 대가로 얻은 이익을 외국인과 나누어 가지면서 '이 정도면 괜찮은 사업' 이라고 스스로 자위하는 것과 다를 바 없다.

성인흡연을 모방하는 청소년 흡연

여러 해 전, 필자는 청소년 금연교육을 하면서 그들에게 금연하기 어려운 이유에 관해 설문조사를 실시했다. 당시 청소년들의 대답 중 대다수를 차지한 것이 바로 "어른들이 흡연하는 모습을 볼 때" 였다. 금연을 하는 중에 길거리를 다니다가 어른이 흡연하는 모습을 보게 되면 자기도 모르게 담배를 피우고 싶은 욕구가 치솟아 어두운 골목이라도 들어가서 서둘러 피우게 된다는 것이다. 또, 아버지나 형 등 집에서 어른이 담배를 피우면 흡연욕구가 생겨서 숨어서라도 피우게 된다고 한다. 이는 흡연자의 자녀들이 비흡연자의 자녀보다 흡연율이 2배나 높다는 사실을 증명해 주는 실례라 할 수 있겠다.

청소년들이 금연하기 어려운 이유를 하나 더 덧붙이자면, 우리가 거의 매일 접하다시피 하는 드라마나 영화 등에서 자주 나오는 등장인물들의 흡연모습 때문이라고 하겠다. 사실 드라마나 영화에서 비춰지는 주인공들이 담배를 피는 모습은 현실에서의 그것과 사뭇 다르다. 그윽한 눈빛으로 담배연기를 허공에 내뿜는 주인공의 모습은 매력적이다 못해 남성적으로까지 보이게 한다. 이러니 담배의 실상에 대해 잘 알지 못하고 있는 청소년들의 눈에 흡연자의 모습이 어떻게 보이겠는가?

얼마 전, 초등학생 흡연율이 발표되었다.

'초등학생 10명 중 1명 흡연, 상습흡연율 6%.'

필자가 금연교육을 하던 90년대 중반에만 하더라도 청소년 금연교실에 오는 고등학생의 숫자와 중학생의 숫자가 비슷하다가 점차 중학생 수가 많아지는, 소위 흡연연령 연소화 현상이 보여져 우려를 했었다. 그런데 그로부터 겨우 몇 년 지난 사이에 흡연을 처음 시도하는 시기가 초등학생으로까지 내려간 것이다! 우리나라는 성인 흡연율 세계 1위, 청소년 흡연율 세계 1위를 이미 차지했으며, 이제는 어린이 흡연율 세계 1위라는 고지도 곧 차지할 지경에까지 이르렀다.

청소년 시절부터 흡연한 사람은 비흡연자보다 평균 22년 정도의 수명이 단축되는데, 흡연을 시작한 연령이 낮을수록 건강과 수명에 대한 피해는 훨씬 더 커진다. 우리 어린이들과 청소년들은 집이나 길거리에서 흔히 볼 수 있는 어른들의 담배를 피우는 모습들로

61

인해, 텔레비전이나 영화 등에서의 흡연 장면들로 인해 일어난 호기심 때문에 쉽게 흡연을 시작한다. 그리고는 자기도 모르는 사이에 담배에 중독되어 죽음의 씨앗을 일찍부터 몸 안에 골고루 뿌리는 것이다.

세계보건기구 WHO에서는 흡연을 "금세기 인류의 최대 재앙"이라고 발표했다. 지금 어린이들 중 2억 5천만 명이 담배로 인해 사망할 것이라고 한다. 담배는 교통사고, 술, 마약, 화재, 자살, 타살, 에이즈 등 사람을 죽음으로 몰고 가는 요인들로 사망하는 사람들을 전부 합한 것보다 더 많은 사람을 죽이고 있다.

이러한 위험에 대한 어른들의 무관심과 고의와 과실이 우리의 미래인 어린이들과 청소년들을 재앙으로 몰아넣고 있다. 흡연율이 우리보다 훨씬 낮은 미국 등 선진국에서는 그 나라의 대통령들이 직접 범국민적으로 담배와의 전쟁을 선포하고 투쟁하고 있는 동안, 어느새 세계 최고의 흡연국이 되어버린 우리나라에서는 오히려 국가가 담배를 직접 판매하고 있기 때문에 담배와의 전쟁은 꿈도 꾸지 못하고 있다.

"흡연은 개인적인 기호상의 문제일 뿐이다"라고 말하는 사람들은 사실 담배에 대해 아주 무지한 상태이거나 담배사업으로 인해 조금이라도 자기 잇속을 채우는 부류이다. 그도 아니면, 정작 자신이 니코틴에 중독되어 있기 때문에 자신의 그러한 상태를 합리화하기 위해 자기를 기만하는 사람들이다.

흡연은 누가 뭐라 해도 우리의 생명을 위협하는, 나아가 국가의 장래를 위태롭게 하는 크나큰 사회문제이다. 그러므로 우리 어른들의 흡연이 비단 자신에게만 국한되어 있는 것이 아니라 우리의 2세, 3세에게도 커다란 악영향을 미칠 수 있는 것임을 분명히 자각해야 한다. 오직 나만을 생각하는 개인적인 금연에서 벗어나 흡연이 끼치는 해악에 대해 아무것도 모르는 우리의 아이들, 우리의 후손들까지도 생각해야 한다. 우리나라의 장래를 보호하려는 이러한 마음은 당신의 금연의지를 더욱 더 강화시켜 줘 금연을 더욱 용이하게 해줄 것이다.

다음의 한 흡연 여학생의 글을 읽어 보라.

저는 6년간 담배를 피워온 '골초' 여고생입니다…. T.T

창피하군여, ㅋㅋ 제목이. 하지만 사실입니다….

저는 중학교 1학년 때부터 쭈~욱 담배를 펴 왔어요. 그 땐 호기심으로 친구들이 다 피기에 폈었는데 고3인 지금은 걷잡을 수 없이 중독되어 버렸습니다….

심각하다는 걸 느꼈을 때는 고등학교 들어와서인데여, 조금만 뛰어도 숨이 차고 가만히 있을 때도 숨이 탁탁 막히는 걸 느꼈어염. 게다가 수업시간만 되면 담배가 피고 싶어 미칠 지경이 되었고 그것 때문에 선생님한테 귀싸대기 맞은 것도 수십 차례!

이제는 지쳤습니다. 솔직히 담배를 안 피는 친구들을 보면 너무 부럽습니다…. 항상 '끊어야지, 끊어야지' 생각은 하지만, 주위 친구들이 대다수 피기 때문에 저도 거기에 휩쓸려 한 대, 또 한 대… 이렇게 계속 피고 맙니다. 지금은 하루에 반 갑 정도 피지만 게임방이나 노래방, 술집을 갈 땐 한 갑이 훨씬 넘게 필 때도 많답니다.

이제 대학도 가야 하고 미국에 계신 어머니 따라 유학도 가야 하는데…. 제가 담배 피는 걸 알면 엄만 아마 까무러치실 거예요. 어케하져?? 전 정말 무지무지 담배를 끊고 싶습니다. 그래서 금연용품도 사곤 했었는데 말짱 도루묵이더군여. 담배를 피고 싶은 욕구는 도저히 어쩔 수가 없습니다. 이렇게 의지력이 무지 약한 편인데 제가 과연 담배를 끊을 수 있을지 의문입니다.

그리고 요즘 들어선 숨이 탁탁 막히는 증상이 더 심해졌구여…, 숨쉴 때 가슴쪽이 팍팍 쑤실 때도 있구여, 밥을 먹어도 더부룩하고 속이 자주 쓰리답니다. 구역질도 엄청 심하게 하구요, 참고로 술을 자주 마시는 편은 아니구염…. ——;; 제발 자세한 답변 좀 부탁드립니다.

그리고 한가지 더, 청소년 흡연문제가 나날이 더 심해지고 있습니다. 저도 흡연 청소년이지만 담배를 피고 있는 아이들을 보면 안타깝습니다. 제 친구들 중에서도 담배를 안 피는 아이는 손으로 꼽을 정도니까여…. 여자인 제 친구들도 이러는데 남자아이들은 오죽하겠습니까?? 저도 담배 없는 세상에서 살고 싶습니다…. 저 좀 살려주세요. 간절히 부탁드립니다.

담배와의 전쟁에서 영원히 승리하는 법

자, 이제 '금연'을 결심하자

즐겁게 금연하려면

금연의 이득을 따져보다

이제 금연을 준비하자

CHAPTER ONE

즐겁게 금연하려면

현대인들은 정작 가장 소중한 것들을 제쳐두고 돈, 명예, 권력, 지위 등 흔히 세상에서 가장 가치 있다고 여겨지는 일들을 위해 물불을 가리지 않고 일하는 '일 중독자workaholic' 가 되기 싶다. 그렇게 살다가 어느 날 문득 자신의 인생을 뒤돌아보면 진정한 자신을 잃어버린 채 어느새 일, 니코틴, 그리고 알코올의 노예가 되어 있는 낯선 자신을 발견하기 십상이다. 자신에게 진정으로 필요한 것이 무엇인지, 자신이 진정으로 바라는 것이 무엇인지 돌이켜보지도 못하는 삶을 살기가 쉬운 것이다.

그런 면에서 금연은 당신에게 '새로운 삶' 으로의 전환기를 마련해 줄 수 있다. 왜냐하면 금연은 '담배를 안 피우는' 단 한 가지 행동의 변화로 이루어질 수 있는 것이 아니기 때문이다. 즉 금연이란 자신의 사고, 행동, 습관, 스트레스 대처방법, 대인관계, 성격 등 다양한 면에서 변화가 이루어지지 않으면 결코 이루어질 수 없는 복합적인 행동이기 때문이다. 그러므로 금연은 삶의 총체적인 변화를 낳는 소위 '자기 개혁'이다. 오랜 세월 동안 너무나 익숙해진 나머지 자신의 의지처럼 여겨졌던 습관과 단호하게 결별할 수 있다면, 당신은 그 외에도 많은 것들을 바꿀 수가 있다. 그것은 금연이 사실은 담배와의 싸움이 아니라, 자기 자신과의 싸움이기 때문이다. 따라서 이러한 새로운 삶을 살게 된 사람들에게 금연은 괴로운 금연이 아닌 '즐거움' 그 자체이다.

금연을 통해 새로운 생을 살게 된 금연자들의 고백을 음미해 보라.

"금연하면서 자신감 회복이 삶을 얼마나 변화시킬 수 있는지를 절감했어요."

"금연과 운동과 독서를 하며 저의 지난 삶에게 결별을 선언하고 있습니다. 스스로 나를 변화시켜 보고자 했는데, 그것이 이루어진다는 게 얼마나 행복한지…, 정말 가슴 벅찹니다."

"금연을 하고부터 그동안 사라져버린 줄 알았던 감성적인 성격이 되살아났어요. 금연은 분명 가공할 만한 힘을 내재한 것 같습니다."

"금연을 하고 나서부터 아내가 애인으로 보여요. 하하하!"

"금연. 이것을 통해 어떤 물질적인 보상이 돌아오는 건 아니지만, 그동안 잊고 지냈던 더 소중한 것들을 얻게 되지 않습니까? 자신감, 행복, 건강, 믿음 등을 말이죠. 이러한 것들이 자신의 내면에 쌓이고 또 쌓여서 결국 자신의 삶을 더욱 풍요롭고 의미 있게 변화시켜 나갈 수 있는 힘의 근원이 되지 않나 싶군요. '즐금'이란 말이 있죠? 요즘 이 말이 가슴에 많이 와 닿습니다."

"난 담배를 피울 수 없어"

만일 어떤 사람이 갑자기 당신의 담배를 빼앗고 당신의 뜻과는 상관없이 강제로 금연을 강요한다면 기분이 어떨지 상상해 보라. 당신은 틀림없이 분노, 적개심, 우울, 박탈감, 슬픔, 좌절감 등을 복합적으로 느낄 것이다. 사실 이러한 감정들은 금연을 시도하는 대부분의 사람들이 느끼는 감정이다.

당신은 흡연으로 인해 생길 질병과 나빠질 건강에 대한 두려움 때문에 금연하기로 결심했다. 당신의 가장 소중한 친구이자 가장 사랑스런 연인이었던 담배와 결별하고 혼자 살아가기로 작정하고 담배를 버렸던 것이다. 그리고는 다른 사람과 자신에게 "나는 담배를 끊었어. 나는 더 이상 흡연할 수 없어"라고 말한다.

그런데 시간이 지나면서 당신은 박탈감과 분노를 느끼게 된다.

'왜 나만 담배를 끊어야 하는 거야? 저렇게 담배를 피우면서도 잘 지내는 사람들이 많은데.'

때때로 다른 사람이 담배를 피우는 모습을 보기라도 하면 '저 사람은 저렇게 즐겁게 담배를 피우잖아. 그런데 난 피우지 못하니 정말 불쌍한 처지가 되었어'라고 생각하게 된다.

"~을 하지 않으면 안 된다"는 식의 내적 규제는 박탈감과 죄의식을 일으킨다

더 이상 흡연할 수 없다는 생각은 박탈감과 분노를 갖게 하고, 그로 인해 다른 사람들을 비난하게 된다. 비난의 대상은 당신의 배우자 혹은 자식이 될 수도 있고 회사 상사 혹은 동료가 될 수도 있다. 일단 박탈감과 분노가 커지게 되면 당신 스스로 금연을 원했다는 사실은 까맣게 잊어버리게 되고 이제 당신에게서 담배를 빼앗았다고 생각하는(사실은 아무도 그에게서 담배를 빼앗지 않았다) 대상에게 화를 낸다. 건강을 잃을까봐 금연을 시작했던 당신이 이제는 흡연할 권리를 잃어버렸다는 잘못된 피해의식에 사로잡히게 된 것이다. 그리고 그것은 결국 흡연재발로 이어지게 된다.

우리는 일상생활을 하면서 이와 같이 **나는 ~을 하지 않으면 안 된다**라는 **내적 규제 언어**를 많이 쓴다. 반드시 해야 될 것으로 강제하면 모든 일이 잘될 것 같지만, 사실은 그렇지가 않다. 또 어떤 일을 '금지' 하면 당연히 하지 않을 것 같지만, 사실은 그와는 반대 현상이 일어난다. 마음 속으로 '~을 하지 않으면 안 된다' 라고 강제하면, 그것이 오히려 저항감을 불러일으키고 회피하고 싶은 마음을 강하게 작용시켜 결국에는 실패하기 쉬운 것이다. 사람 심리라는 것이 '안 된다' 고 강제하면 오히려 정반대로 하고 싶은 충동이 생겨 그것을 깨뜨리고 싶기 때문이다.

"더 이상 흡연할 수 없어"라는 말은 거짓말이다

만일 당신이 "나는 더 이상 흡연할 수 없어"라고 생각한다면 그것은 사실이 아니다. 당신은 언제든지 담배를 피울 수 있는 자유가 있다. 누구도 반드시 금연을 해야만 하는 사람은 없는 것이다. 설사 폐암3기여서 단 한 개비의 흡연만으로도 생명이 위태로운 사람도 흡연할 수 있는 자유가 있으며 실제로 종종 그렇게 한다.

그러므로 당신이 언제라도 다시 흡연을 선택할 수 있다는 사실은 금연 중에 있는 당신에게 자유감을 느끼도록 해 준다. 만일 당신이 금연을 한다면 **흡연을 할 수 없어서가 아니라, 순전히 당신의 자유의지로 흡연하지 않기로 선택했기 때문**이다. 흡연을 할 수 없어서 금연을 한다고 생각하는 것과 흡연을 하지 않기로 결정해서 금연을 한다는 생각은 그 차이가 아주 크다.

사람은 누구나 자유의지로 살아가고자 하는 욕구를 가지고 있다. 이를 포기할 경우 사람은 무력감을 느끼게 되고 자아 존중감이 떨어지게 된다.

나는 금연을 '선택'했다

그러므로 "나는 ~을 하지 않으면 안 된다"는 내적 규제 언어를 **"나는 ~을 하기로 선택(결정)했다"**라는 **자율권 행사 언어**로 변화시켜야 한다. 자기를 속박하는 규제 언어는 속박감과 긴장감을 느끼게 하여 스스로를 초조하게 만들고 마치 쫓기는 듯한 불쾌감을 느끼게 한다. 이는 스트레스가 쌓여 뇌 세포에서 독성이 있는 생화학물질을 분비시키기 때문이다.

그러므로 "나는 흡연할 수 없어"라는 말을 "나는 흡연할 수 있어. 하지만 나는 ~을 위해 금연하기로 결정했어"라고 변화시켜야 한다. 이러한 자율권 행사 언어는 불필요한 저항감을 사라지게 하고 자유로움을 느끼게 해 준다. 이것은 또한 자신이 자신의 행동을 자유롭게 결정하는 능력이 있는 존재로서의 자긍심을 높여 준다.

만일 당신이 금연을 자신의 자유로운 의사에 의한 더 나은 선택으로 여긴다면, 당신은 보상감과 해방감을 느낄 것이다. 당신이 흡연할 수 있다는 것을 인식하는 것 자체가 상실감을 획득감으로 변하게 하고 즐거운 금연을 할 수 있도록 도와 주는 첫걸음이다.

담배와의 전쟁에서 영원히 승리하는 법

CHAPTER TWO

금연의 이득을 따져보다

금연을 시작한 후 시간이 지남에 따라 자신의 신체가 건강상 어떻게 회복되고 있는지를 떠올려 보는 것은 기분 좋은 보상감을 느끼게 해 줄 뿐만 아니라 금연을 보다 쉽고 즐겁게 해 준다.

당신이 담배를 끊은 뒤 20분 후부터 당신의 혈압이 정상으로 돌아오는 변화를 시작으로 하나하나씩 건강 상태가 회복되기 시작한다.

〈표 2〉 금연 시작 후 시간 경과에 따른 금연의 이득

금연 시작 후 시간 경과	금연의 이득
20분	혈압과 맥박이 정상으로 떨어진다. 손발의 체온이 정상으로 증가한다.
8시간	혈중 일산화탄소 농도가 정상으로 떨어진다. 혈중 산소 농도가 정상으로 증가한다.

24시간	심장 마비의 위험이 감소한다.
48시간	신경 말단의 기능이 회복되기 시작한다. 오감각이 좋아진다.
2주~3개월	혈액순환이 좋아진다. 발걸음이 가벼워진다. 폐기능이 30% 이상 증가한다.
1개월~9개월	기침, 코막힘, 피로, 호흡곤란 등이 감소한다. 폐의 섬모가 다시 자라나 폐를 깨끗이 할 수 있어 감기에 덜 걸린다. 신체의 활력이 전반적으로 증가한다.
1년	심장병에 걸릴 위험이 비흡연자의 절반으로 감소한다.
5년	폐암 사망률이 보통 흡연자의 절반 수준으로 감소한다. 금연 후 5~15년이 지나면 중풍에 걸릴 위험이 비흡연자 와 같아진다. 구강암, 후두암, 식도암에 걸릴 위험이 흡연자의 절반 수준으로 감소한다.
10년	폐암 사망률이 비흡연자와 같아진다. 전암세포(암으로 진행할 수 있는 세포)들이 정상세포로 바뀐다. 구강암, 후두암, 식도암, 방광암, 신장암, 췌장암의 발생 위험이 감소한다.
15년	심장병 위험이 비흡연자와 같아진다.

※ 미국암협회America Cancer Association에서 인용.

담배와의 전쟁에서 영원히 승리하는 법

CHAPTER THREE
이제 금연을 준비하자

택일하기

 금연을 결심했다면 금연을 시작할 날짜를 정할 차례다. 성급하게 오늘이나 내일부터 금연을 시작하지 말라. 금연 시작일은 회사 일이나 집안 사정, 몸의 컨디션과 주변상황 등을 모두 고려해서 가장 좋은 날로 정해야 한다. 일반적으로 스트레스가 많은 시기, 큰 변화가 있는 시기, 혹은 명절 같은 날이 가까운 시기는 가능한 피하는 것이 좋다.

 그렇지만 솔직히 스트레스가 완전히 사라지는 날을 기다리기란 어렵다. 살아 있는 한 스트레스는 극히 최소량이라도 언제나 겪을 수 있기 때문이다. 간혹 스트레스가 많은 상황에서 일부러 금연을 시도하여 금연에 성공하는 사람들도 있다. 따라서 금연 성공에 무엇보다 중요한 것은 금연에 대한 마음가짐과 준비이다.

- 금연을 결심한 후 최소한 5일 이후로 금연일을 잡고 금연을 준비할 시간을 가지는 것이 좋다.
- 가급적 신체적·정신적으로 여유가 생기는 주말부터 시작하는 것이 좋다.
- 달력에 금연일을 표시하라.
- 과중한 업무는 금연 시작 전에 모두 마무리하라.
- 과음과 도박 등은 피하라.
- 가족과 대화하여 협조 분위기를 만들라.

주변정리하기

흡연은 환경과 밀접하게 연관된 습관적 행동이다. 이제까지 당신에게 익숙한 환경 곳곳에는 흡연욕구를 일으키는 요인들이 도사리고 있다. 따라서 흡연을 유발시키는 환경이 되지 않도록 새로운 환경을 만들어 나가는 것이 중요하다.

다음은 금연일 전까지 가족과 함께 실천해야 할 일들을 정리한 것이다. 너무 많은 것을 한꺼번에 하기보다는 한 번에 한 가지씩 해 나가라. 그리고 무엇보다 즐거운 마음으로 금연준비를 하도록 노력하라.

다음 내용들을 잘 활용하여 자신에게 맞는 전략을 세워라.

(1) 금연 시작일 전까지의 준비작업

대청소

− 지정한 흡연장소 외의 장소에 있는 담배, 재떨이, 라이터 등 담배와 관련된 것을 모두 치워버린다.

− 소파, TV, 침대, 의자 등 그동안 담배를 피웠던 장소의 가구들을 재배치하여 분위기를 바꾼다. 담배냄새는 오래 가므로 탈취제를 뿌린 다음, 2~3시간 후에 방향제를 뿌려 준다.

− 의복, 이불 등 담배냄새가 배어 있는 것들을 깨끗하게 세탁한다.

− 차 안에서 담배냄새가 나지 않도록 청소하고 향수, 방향제를 뿌려 준다.

입의 허전함을 달래 줄 담배 대체물 준비

− 생수, 녹차, 무가당 주스 등의 음료수와 휴대용 물통

− 다시마, 대추, 해바라기 씨, 무가당 껌, 무설탕 캔디, 은단, 단단한 과자, 당근 등

− 레몬, 사과, 딸기, 배, 자두, 키위, 오렌지 등의 과일

저금통

− 금연하여 저축할 돈을 넣을 유리병이나 페트병 혹은 저금통을 준비한다.

손놀림 도구

— 작은 공, 호두, 연필, 고무줄 등

금연보조제

— 이 책을 잘 활용한다면 책의 내용 안에서 활용할 수 있는 다양
한 금연보조제를 발견할 수 있을 것이며, 나아가 별도의 금연
보조제 없이도 금연에 성공할 수 있다.

그러나 만일 금단증상이 너무 심해 금연보조제 없이는 도저
히 금연할 수 없다고 판단되면 금연패치(피부를 통해 니코틴을
공급하는 금연보조제)를 일시적으로 사용하여 도움을 받을 수
있다. 그 밖에는 효과가 과학적으로 입증된 것이 없다.

(2) 금연 시작 전날에 시행해야 할 사항

— 목욕을 하고 새로운 출발의 마음가짐을 갖는다.
— 치아를 스케일링한다 ; 치아를 스케일링하면 치아건강에 유
익할 뿐만 아니라 담배로 인해 검어진 이가 하얗게 되고 치석
이 사라져 기분이 상쾌해진다. 무엇보다 흡연욕구가 사라지
는 등 도움이 된다.
— 담배, 재떨이, 라이터 등 담배와 관련된 것을 모두 버린다.
— 흡연에 대한 경각심을 일으키고 금연의지를 높여 줄 수 있는
흡연피해 사진들, 금연마크, 금연문구 등을 눈에 띄는 곳에 붙
이거나 놓아둔다(사무실, 거실, 화장실, 차 등의 장소).

— 몸이 피곤하지 않도록 일찍 잠자리에 든다.

규칙적인 운동하기

규칙적인 운동은 흡연욕구를 이겨내는 데 매우 필수적이다. 운동을 규칙적으로 하게 되면 스트레스도 해소될 뿐만 아니라 자신감도 증가하므로 장기간의 금연 성공을 위해서도 유용하다. 그동안의 많은 연구 조사들에 의하면 규칙적인 운동을 하는 사람들이 그렇지 못한 사람들보다 금연 성공률이 훨씬 높다고 한다. 실제로 금연을 성공적으로 한 사람들 역시 자신의 경험에 비추어 운동의 중요성에 대해 많이 강조한다.

지금까지 특별한 운동을 한 번도 해 본 적이 없다고 해서 부담감을 느낄 필요는 전혀 없다. 누구나 쉽게 할 수 있는 걷기 혹은 조깅을 비롯하여 팔굽혀펴기, 간단한 스트레칭 등도 금연욕구를 없애는 데 매우 효과적이다. 특히 숨이 가쁘게 되고 심장박동이 빨라지는 유산소운동을 하루 30분 이상 하는 것이 유익하다.

그러나 무엇보다 중요한 것은 운동을 '매일 규칙적으로' 하는 것이다. 따라서 금연 시작일 이전부터 하루 30분 내외의 규칙적인 운동을 계획하여 실시하라. 대신 운동이 몸에 좋다고 갑자기 많이 하면 오히려 스트레스를 받기 때문에 좋지 않다. 조금씩 운동량을 늘리는 것이 좋다.

식이요법 병행하기

식사를 어떻게 하는가는 금연을 하는 데 중요한 요소다. 왜냐하면 식사의 종류와 형태에 따라 흡연욕구에 많은 차이가 나기 때문이다.

필자가 입원금연프로그램을 통해 금연에 도움이 되는 식사를 제공했을 때, 흡연욕구가 절반으로 감소하는 경향을 보인 참가자들이 많았다. 해외 연구실험 결과에도 음식물 섭취에 따른 흡연욕구와 금단증상의 차이가 분명히 드러난다. 따라서 금연을 앞두었을 때 적절한 식사를 하기 위해 노력할 필요가 있다.

다음과 같은 식사 가이드라인을 따르면 금연에 도움이 된다.

- 기름진 음식이나 고칼로리 음식을 피한다.
- 채식과 과일을 먹는 가벼운 식사를 한다.
- 술은 최대한 마시지 않도록 하고, 커피와 청량음료도 가능한 피한다.
- 과식은 흡연욕구를 증가시키므로 평소 식사량의 4/5 정도만 먹는다.
- 맵고, 짜고, 달고, 신 음식과 향신료가 강한 자극성 음식은 피한다.
- 가공식품은 지방과 당분이 많으므로 피한다.
- 육류 대신에 어류를 먹는다.
- 현미 등 통곡류, 두류 중심의 식사를 한다(비타민 B_1이 많이 들어 있어서 신경을 날카롭게 하는 금단증상을 줄여 준다).

– 식사시간을 정해 규칙적으로 한다.

– 저녁식사를 많이 먹게 되면 다음날 피곤해지기 쉬우므로 가볍게 한다.

금연 성공을 위한 표 작성하기

행동 및 습관을 수정하는 데에는 '이유—실행—보상'이 확실해야 성공할 수 있다. 이를 위해 다음과 같은 금연동기표, 금연계획표, 그리고 금연보상표를 작성하라. 당신이 정성 들여 작성한 표들은 그만한 가치를 느끼게 해 줄 것이며, 금연에 성공한 후에도 훌륭한 기념품이 될 것이다.

(1) 금연동기표

금연을 성공으로 이끄는 데 있어서 자신이 왜 금연을 하는지 잘 생각하고 정리하여 기록하는 것은 아주 중요하다. 금연동기가 분명하다면, 금연을 하면서 겪게 되는 여러 어려움들을 보다 긍정적인 태도로 쉽게 극복할 수 있기 때문이다. 따라서 금연동기표를 작성하고 자주 읽어보는 것은 금연실행기에도 중요할 뿐만 아니라, 금연을 지속적으로 유지하는 데도 아주 필요하다.

마음에만 결심을 새기고 금연을 하던 사람들이 시간이 지남에 따라 마음이 해이해지는 바람에 다시 흡연을 하는 경우를 많이 보왔는데, 금연동기표는 이런 일을 막는 데에도 커다란 역할을 한다.

분명하고도 구체적인 금연동기가 없다면 결코 금연에 성공할 수 없다. 개인적으로 느끼는 흡연의 폐해와 금연의 장점을 기록하라. 흡연은 감정의 질병이다. 읽을 때마다 마음에 느낄 수 있도록 생생하게 기록하라.

(2) 금연계획표

개인적인 금연전략을 일목요연하게 정리하여 표를 작성하는 것은 금연이라는 임무를 실행하는 데 든든한 무기가 된다. 먼저 본 책의 내용들을 읽으면서 개인적으로 금연에 도움이 될 만한 방법들을 열거하라. 그 중에서도 꼭 사용할 방법들을 선정하여 기록하는 것이 좋다.

금연을 성공적으로 하기 위해서는 흡연하는 행동뿐만 아니라 평소의 좋지 않은 생활습관도 고쳐야 하며, 나아가 사고방식까지 변화하지 않으면 안 된다. 그러므로 이러한 변화의 내용 역시 포함되어야만 한다.

금연 성공을 위한 최선의 지침표는 본인이 가장 잘 작성할 수 있다. 그동안 금연에 실패했다면 왜 실패했는지, 금연을 하는 도중 어느 때가 위험한지 등에 대해서는 본인이 가장 잘 알기 때문이다. 시간을 가지고 위험상황과 대처방법을 잘 기술하여 작성하라. 명심해야 할 것은 실천이 가능하고 반드시 실천할 내용들을 적어야만

한다는 것이다.

(3) 금연보상표

목표를 정하고 그 목표를 달성했을 때 그에 따른 보상을 해 주는 것은 사람들의 행동변화를 일으키는 데 매우 효과적인 방법이다. 금연 역시 마찬가지다. 금연은 그 자체가 최고의 보상을 가져다주기는 하지만, 금연을 좀더 확고히 하기 위해서는 성공했을 때 그것에 대한 보상을 스스로에게 해 주어야 한다. 그것이 금연을 즐겁고 긍정적인 과정으로 이끄는 역할을 하기 때문이다. 또 구체적인 목표가 있다면 금연 중에 겪는 어려움도 이겨낼 수 있다.

금연을 해서 저축한 돈을 가지고 가족과 함께 즐거운 이벤트를 가져 보라. 금연에 성공한 날은 달력에 커다랗게 동그라미를 그리고, 집안의 잘 보이는 곳에 금연으로 저축한 돈을 매일매일 모아라. 가족과 함께 무엇을 할지 함께 의논하고 서로 보상을 할 수 있도록 궁리하는 것 역시 금연을 즐겁게 하면서 금연 성공률을 높이는 좋은 방법이다.

금연 초기에는 하루 단위로 보상계획을 세우는 것이 좋고, 시간이 가면서 부터는 1주일, 1개월, 수개월 단위로 보상하는 것이 좋다 (예 : 1일, 2일, 3일, 1주일, 2주일, 1개월, 100일, 6개월, 1년).

보상원칙

− 얻을 수 있고 즐길 수 있는 것이어야 한다.

− 목표를 성취했을 때에만 보상받을 수 있어야 한다.

− 금연을 실천한 즉시 보상받도록 계획한다.

− 가족 혹은 가까운 사람과 함께 나누는 것이면 더욱 좋다.

보상힌트

− 꼭 보고 싶었던 책, 좋아하지만 좀처럼 먹을 수 없던 음식(가격 때문이든), 사우나, 게임, 좋아하는 영화나 음악회, 꽃, 향수, 사고 싶었지만 비싸서 살 수 없었던 옷, 잡지, 외식, 차나 집을 멋지게 꾸미려는 특별한 무엇, 음식을 장만하여 누군가를 초청, 혼자서든 가족과 함께든 모든 스트레스로부터 자유로울 수 있는 며칠 간의 휴가, 여행, 취미생활, 기타

− 꼭 돈이 드는 것이 아니어도 좋다. 거울 앞에서 자신에게 10번 칭찬하기와 같은 것도 좋다.

− 매번 모은 돈으로 작은 보상을 할 수도 있지만 돈이 어느 정도 모일 때까지 기다린 다음 큰 이벤트를 계획할 수도 있다.

더불어 금연하기

담배, 술, 마약, 도박 등 중독증들은 그러한 중독에 걸린 개인만의 문제가 아니라 그러한 중독을 부추기는 집단·사회적 문제이

다. 청소년 흡연 역시 주위 친구들이나 어른들의 흡연과 전체적으로 흡연을 권장하는 사회 분위기로 인해 시작된다. 따라서 담배 중독증을 치유하는 효과적인 방법은 먼저 담배 피우는 자리를 피하는 것이 중요하다. 친구들과 만나면 반드시 담배를 피우게 된다면 친구들과의 만남을 피하는 것이 좋다. 그리고 금연하는 사람들 혹은 건강생활을 실천하는 사람들 모임에 참여하는 것이 좋다.

홀로 금연을 하는 것보다 다른 사람들과 함께 금연을 하는 것이 도움이 될 수 있다. 같은 직장 내 동료들과 함께 금연을 시도하거나, 인터넷을 통한 금연모임에 참여하는 것도 좋은 방법이 될 수 있다.

"저, 금연해요!" 라고 알리기

지금까지의 흡연자 생활을 청산하고 비흡연자로서의 삶을 살고자 하는 것은 당신의 가족이나 친구 또는 동료들에게 "나는 지금 금연을 하고 있습니다"라는 말 한마디를 함으로써 한층 더 쉬워질 수 있다. 그들은 오늘이 지나고 내일이 왔을 때, 이번 주가 지나고 다음주가 되었을 때, 이번 달이 지나고 다음달이 되었을 때, 당신이 그 때까지도 금연하고 있다는 사실을 발견하고 자기 일 같이 축하해 줄 수 있는 것이다. 그러한 격려는 당신의 금연에 긍정적인 영향을 끼칠 것임은 두말할 나위도 없다.

또한 당신과 가까운 사람들에게 당신이 얼마 동안은 신경이 예민할지도 모른다는 점을 미리 주지시켜, 그들이 평소보다는 약간

다른 당신의 모습에 당황하지 않도록 한다. 그리고 그들은 당신이 흡연욕구를 느낄 때 당신이 그 욕구를 물리칠 수 있도록 옆에서 기꺼이 도와 줄 수 있다.

당신이 외롭거나 흡연욕구를 느낄 때 주저하지 말고 친구들에게 전화하는 것을 잊지 말라. 그러나 당신의 금연을 돕지 않고 오히려 방해하는 친구나 동료라면 당신의 금연 사실을 알리지 말라. 그들에게는 그저 당신의 건강이 안 좋아져서 담배를 잠시 못 피운다거나 혹은 이미 피웠다고 말하라.

T I P

금연을 하는 가족/친구를 도울 수 있는 몇 가지 방안

- 흡연은 흡연자의 생애에서 아주 중요한 부분이며, 금연은 흡연자의 삶의 많은 부분을 변화시키는 매우 어려운 과정임을 이해한다.

- 금연자가 때로는 이해할 수 없는 이상한 행동을 하거나, 별일도 아닌 일에 화를 내거나, 잘 잊어버리고, 불안해 하며, 다른 사람의 필요에 둔감한 반응을 보일 수도 있다는 것을 이해한다. 이러한 일들이 금단증상으로 인한 일시적인 증상이라는 것을 염두에 둔다. 금연을 시도하고 대개 1개월 정도면 이러한 증상은 완화된다.

- 무엇보다 긍정적이어야 한다. 금연자가 이미 성취한 금연단계

담배와의 전쟁에서 영원히 승리하는 법

에 대해 매일 같이 격려를 해 주고, 그/그녀가 경험할 수 있는 실수나 문제에 관해 지적하는 것은 되도록 피한다.

• 금연자의 주위 사람들이 주의해야 할 것은 그/그녀가 금연을 하는 과정 중에 재흡연을 포함한 어떤 어려움을 겪더라도 옆에서 계속해서 도와 줘야 한다는 것이다. 만일 재흡연을 하더라도 그에 대해 비난하지 말고, 포기하지 말고 다시 금연하도록 권고한다.

• 금연을 시도하는 그/그녀에게 "당신은 금연에 성공할 거라 믿는다"라고 말하라. 금연 당사자에게 칭찬과 격려의 말을 아끼지 말라. 금연 초기에는 자주 하도록 하고 적어도 1년 동안은 그렇게 하라.

• 니코틴과 같은 강한 신체적 · 정신적 중독성 약물 사용을 중지하려고 노력하는 금연자들은 무조건적인 협력을 받을 자격이 있는 사람들이다. 그/그녀가 금연을 시작한 지 일주일이 된 날이나, 첫 달, 100일, 6개월, 첫 해와 같은 날들을 기억하여 기념일로 삼아 보상을 계획하라. 보상계획표를 만들고 달력에 표시하여 함께 금연목표 성취를 축하할 수 있다. 이 때의 보상은 그/그녀에게 꽃이나 격려의 메모, 식사나 그 밖의 다른 선물들이 될 수 있다.

• 금연자에게 사랑과 관심을 전하라. 금연하는 그/그녀를 돕는 격려 편지, 선물을 전달하라. 지속적인 관심과 격려를 전함으로써 금연하는 데 신이 나도록 도와 주라.

담 배 와 의 전 쟁 에 서 승 리 하 는 법

CHAPTER ONE

시작이 반이라고

드디어 당신이 기다리고 준비했던 금연을 시작하게 되었다. 금연 성공은 당신이 얼마나 금연을 갈망하는가와 얼마나 좋은 금연 전략을 가지고 실천하는가에 달려 있다. 따라서 금연결심을 굳건히 하면서 이 책에 나와 있는 전략을 제대로 실천한다면, 당신은 반드시 금연에 성공할 수 있을 것이다.

금연 첫날은 당연히 아주 중요하다. 지금까지의 금연 통계를 보면, 금연 첫날 24시간 동안 단 한 개비도 피우지 않고 잘 넘긴 사람들은 그렇지 않은 사람들보다 금연 성공률이 훨씬 높다. 그만큼 금연 첫날을 온전히 금연하면서 지내는 것이 결코 쉽지 않다는 사실을 말해 주는 것이리라. 오늘 하루 24시간 동안 금연하는 것을 목표로 삼아라. '하루 금연달성'을 목표로 삼으면 내일, 모레, 그리고 먼 장래를 걱정할 필요가 없다. 혼잣말로 되풀이하라, "나는 오늘 하루 결코 흡연하지 않겠다" 라고.

정기적으로 꾸준히 체내에 들어오던 니코틴이 금연 시작 후 단한 번도 들어오지 않으므로, 시간이 지나면서 당신에게는 정신적 · 감정적인 변화를 포함한 각종 금단증상이 나타나기 시작한다. 즉 온몸이 몸살을 앓는 것과 마찬가지의 상태가 되는 것이다. 하지만 걱정하지 말라. 이렇게 심한 금단증상은 금연 시작 후 1~2주일 내에 거의 다 사라진다.

혹 체질상 금단증상을 별로 느끼지 않을 수도 있다. 그것은 좋은 일이지만 그렇더라도 금연을 쉽게 생각해서는 결코 안 된다. 그럴수록 자신만만해 하다가 실패하는 경우도 많기 때문이다.

금단증상에 관해 너무 신경 쓰지 말라. 당신 몸의 세포들이 독성물질이 들어오지 않음으로 인해 얼마나 좋아하며, 또 그만큼 건강이 회복되고 있음을 생각해 보라. 이 얼마나 기뻐할 일인가! 그러니 금단증상을 긍정적으로 느껴라. 지금까지 금단증상이 심해 죽은 사람은 한 명도 없으니 걱정하지 말라.

금연 첫날을 성공적으로 보내기 위해 당신이 실행해야 하는 전략에 다음을 포함시키도록 하라.

- 아침에 일어나자마자 이미 기록해 놓은 금연동기표와 금연계획표를 각 항마다 5회씩 소리내어 읽는다. 그리고 밤에 잠들기 전에 역시 5회를 소리내어 읽는다. 이렇게 하여 당신의 잠재의식 속에 금연동기와 계획을 깊숙이 집어넣도록 하라.

- 당신이 흡연자였던 시절, 매일 아침 일어나자마자 흡연을 하는 습관이 있었다면 금연을 시도하면서부터는 그 시간에 대신 샤워나 목욕을 하라. 아침에 하는 샤워나 목욕은 담배 생각을 떨치는 데 도움을 줄 뿐만 아니라 하루를 상쾌하게 지내는 데 도움을 준다. 그리고 저녁에 하는 샤워나 목욕은 긴장을 이완시켜 준다.
- 혹시 아직도 흡연관련 물품(담배, 라이터 등)이 남아 있다면 집, 사무실, 차 등에서 추방시켜 버리고 깨끗하게 청소하라.
- 오늘 하루를 바쁘게 보내라. 가능하면 흡연이 금지된 공공장소에 가라.
- 금연 후 얼마간은 채식을 하는 것이 좋으며, 식사량을 줄여야 한다. 육류, 기름진 음식, 자극적인 음식을 피하고 결코 과식을 해서는 안 된다.
- 피곤하면 흡연욕구가 생기므로 피곤하지 않도록 주의하고 잠을 충분히 취하라.
- 술, 커피, 차, 콜라 등 알코올이나 카페인이 함유된 음료를 마시지 말라.
- 흡연을 즐기던 시간과 장소를 피하라(예 : 카페 등의 편안한 소파, 술자리 등).
- 식사 후 바로 양치질을 하고, 바로 앉아 있지 말고 밖으로 나가 20분간 산책하라. 과일을 먹는 것도 입 안을 개운하게 해 주는 방법이다.
- 물을 수시로 마시고, 샤워를 자주 하여 니코틴의 배설을 돕는다.
- 하루에 30분 이상 걷든지 뛰든지 하여 유산소 운동을 하라. 운동은 금연 성공률을 2배로 높여 준다.
- 흡연자를 피하고 비흡연자를 가까이 하여 관찰하라.
- 담배 살 돈을 보람 있게 사용하기 위해 모으라.
- 첫날부터 당신은 비흡연자이다. 자신을 비흡연자로 생각하고 행동하라.
- 금연일지를 적기 시작하라. 매일매일의 금연일지 기록은 금연 성공을 돕는다.

CHAPTER TWO

지피지기 백전백승

확고하게 굳은 결심으로 금연을 시작한 사람들이 막상 금단증상 때문에 실패하는 경우가 많다. 도대체 왜 그럴까? 그 대답은 간단하다. 첫째, 금단증상에 대한 지식이 부족하고 둘째, 그것을 극복할 효과적인 대처방법을 알지 못하기 때문이다.

그러므로 금단증상의 종류, 기간, 특징, 증상별 도움방법 등 금단증상에 대해 얻을 수 있는 정보면 모두 얻도록 한다. 물론 사람에 따라서 금단증상이 전혀 다르게 나타날 수도 있기 때문에 자신의 금단증상을 잘 파악하고 그것을 극복할 수 있는 전략을 세운다.

어떠한 도전에 대한 반응은 그것에 대항해 싸우든지 아니면 도피하든지(fight or flight) 2가지 중 하나다. 금단증상이 생겼을 때도 마찬가지다. 그 때 금연자가 선택할 수 있는 건 흡연으로 당장의 어려움에서 도피하든지, 아니면 훨씬 더 큰 만족을 가져다 줄 앞날을 위해 그 어려움과 부딪혀 싸우든지이다.

그러나 명심하라, 금연자가 재흡연한다는 것은 금단증상으로부터 잠시 동안 놓여나는 것이기는 하지만 대신 평생 노예를 선택하는 것이기도 하다는 것을.

비록 지금 금단증상 때문에 힘들더라도 담배라는 쉬운 탈출구를 다시는 찾지 않겠다는 결심을 하라. 담배는 더 이상 당신의 선택사항이 아니다.

금단증상 알아두기

개인별로 차이가 있지만 금연을 하면 대부분의 사람들이 겪어야 하는 것이 바로 흡연욕구를 포함한 금단증상이다. 항상 일정한 양의 니코틴에 익숙해진 몸에 니코틴이 더 이상 보충되지 않음에 따라 신체적·심리적 고통이 뒤따르게 되는 것이다. 그러나 이러한 금단증상은 그동안 당신의 체내 세포에 배어 있던 니코틴이 빠져나감으로써 당신의 신체가 정상적으로 회복하는 과정에 있음을 알려 주는 신호이기도 하다. 따라서 짧은 기간 동안 생기는 이러한 금단증상을 절대 고통으로 인식하지 말고 '그동안 니코틴, 타르, 일산화탄소 등으로 찌들었던 내 몸이 이제부터 정상으로 신진대사를 하는 과정이구나' 하고 긍정적으로 생각해야 한다.

금단증상의 종류

위에서도 언급했지만 금단증상은 개인에 따라서 전혀 다른 증상들이 나타나기도 하는데 심지어 금단증상이 아주 없는 사람도 있다. 금단증상은 보편적으로 신체적인 것과 정신적인 것, 이 두 가지 형태로 발생한다. 신체적 금단증상은 금연 시작일에서부터 체내에서 니코틴이 빠져나가는 며칠 동안 주로 나타나며, 정신적 금단증상은 보다 장기적으로 일어난다. 신체적 금단증상과 정신적 금단증상의 구체적인 증상들은 다음과 같다.

신체적 금단증상

피로감, 불면증, 두통, 기침, 가래, 강한 흡연욕구, 무기력, 손의 경련, 낮에 졸림, 메스꺼움, 변비 혹은 설사, 가슴 통증, 목이 아픔, 위장 통증, 근육 통증, 식은 땀, 성충동 감소, 배고픔, 식욕증가(특히 단 음식), 기타.

정신적 금단증상

신경과민, 정신집중 장애, 머리가 멍해짐, 감정적이 됨, 화를 냄, 걱정, 우울증, 스트레스를 못 참음, 안절부절못함, 작업능률 저하, 긴장, 초조감, 불안, 흡연하는 꿈, 지루함, 기타.

담배와의 전쟁에서 영원히 승리하는 법

금단증상의 지속 기간

　많은 사람들은 금단증상이 매우 참기 힘들다는 인식만을 가지고 있다. 그래서 막상 금연을 시도하려고 해도, 적어도 한 번 이상 금연을 시도했다가 실패한 주위 흡연자들에게서 전해들은 금단증상에 대한 두려움 때문에 엄두도 못내는 경우도 많다. 하지만 금연에 성공한 사람들 중에는 반대로 금단증상이 생각보다 대단치 않았다는 사람들도 많다. 금단증상을 몸이 회복되어 가는 과정이라고 긍정적으로 올바로 이해한다면 별 고통 없이 극복할 수 있다. 금단증상의 강도와 주기는 사람에 따라 조금씩 다르지만 대체적으로 다음과 같은 공통점을 가지고 있다.

- 금단증상은 금연을 시작한 몇 시간 후부터 시작되어 조금씩 그 강도가 강해져서 2~3일 사이에 최고조에 달하다 1~3주 동안 서서히 감소한다.
- 통계에 의하면 금연을 시작한 후 3일이 지나면 약 50% 정도의 사람들이, 5일이 지나면 약 80% 정도가 금단증상이 줄어듦을 경험한다고 한다.
- 대개 금연 시작 후 1주일 정도만 잘 지내면 그 다음부터는 지내기가 훨씬 수월해진다.
- 흡연욕구는 마치 파도와 같이 밀려왔다 사라지는 것을 반복한다. 그렇지만 계속하여 담배를 피우지 않는다면 시간이 지나면서 강도가 약해지고 생기는 주기도 길어진다.

〈그림 1〉 금단증상의 강도와 주기

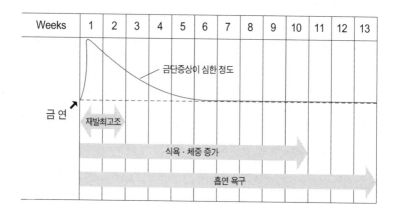

〈표 3〉 기간별 금단증상 및 그것을 겪는 금연자 백분율

지속기간	금단증상	금단증상을 겪는 사람들의 비율
48시간 이내	가벼운 두통	10%
1주 이내	불면증	25%
2주 이내	집중력 저하	60%
2주 이상	흡연 욕구	70%
4주 이내	자극민감/공격성	50%
4주 이내	우울증	60%
4주 이내	안절부절	60%
10주 이상	식욕 증가	70%

※ 자료출처 : Cummings et al. Addictive Behaviors Vol. 10:373-381

신체적 금단증상별 대응법

개인마다 나타나는 금단증상이 다른 만큼, 개인별로 증상에 따라 효과적인 대응책을 활용해야 한다. 다음은 대부분이 흔히 겪는 금단증상과 그 대응법이다. 이를 기본으로 활용하고, 당신 스스로 자신에게 맞는 방법을 보완해 나가도록 해 보라.

두통, 가벼운 현기증

흡연 중에 들이마신 일산화탄소는 그동안 뇌에 정상적으로 산소를 공급하는 것을 방해해왔다. 그런데 금연을 하면 뇌에 산소가 충분히 공급될 뿐만 아니라 소뇌에 공급되는 혈액양이 증가하게 되어 가벼운 두통과 현기증이 발생하는 것이다.

- 가능하면 5분간 누워 있는다.
- 운동으로 목과 상체를 이완시킨다.
- 따뜻한 물에 발을 담근다.
- 목 뒤에 찬 수건을 댄다.
- 창문을 열어 신선한 공기를 마시거나 실외로 나간다.

기침

담배 속의 유해물질이 더 이상 기관지와 폐 속으로 들어오지 않을 때 신체는 자정작용을 시작한다. 이 때 오랜 세월에 걸쳐 폐 속에 쌓인 불순물, 노폐물들을 몸밖으로 배출시키는 과정으로 기침이 생기는 것이다.

- 물을 마시거나 따뜻한 녹차를 한 모금 마신다.
- 소금물로 입 안을 헹군다.
- 항생제를 사용하지 않는다.

따끔따끔 쑤시는 느낌

산소 공급이 증가하고 혈액순환이 잘되어 신체 말단부위의 감각이 되살아나서 따끔따끔 쑤시는 듯한 느낌이 든다.

- 따뜻한 물로 목욕을 한다.
- 따끔거리는 곳을 마사지한다.
- 산책이나 샤워를 한다.

피곤증

흡연으로 인한 니코틴의 자극과 그로 인한 흥분이 사라지는 까닭에 신체에 이러한 현상이 나타난다. 대체로 몸에 힘이 없고 노곤하며 낮에 잠이 많이 오기도 한다.

- 잠을 좀더 잔다.
- 휴식시간을 갖는다.
- 운동을 한다.
- 무리하지 않는다.

소화불량

- 맵고 짠 음식, 카페인, 기름지거나 기름에 튀긴 음식을 피한다.
- 식사량을 줄인다.

입 마름, 목 · 혀 · 잇몸의 통증

- 얼음물이나 과일 주스를 마시거나 껌을 씹는다.
- 소금물로 입을 헹군다.
- 음식을 짜게 먹지 않는다.

변비

- 생야채, 과일, 현미 등 섬유소가 많은 음식을 섭취한다.
- 물을 많이 마신다.

목마름

- 물이나 과일 주스를 한 모금씩 마신다.
- 양치질을 한다.
- 심호흡을 한다.

잇몸 출혈

- 소금물로 입을 헹군다.
- 비타민C를 섭취한다.

공복감

- 물이나 열량이 적은 무가당 음료를 마신다.

코 막힘

- 식염수를 코에 뿌리거나 가습기를 사용한다.

정신적 금단증상별 대응법

안절부절못함, 신경과민

니코틴의 부족과 이에 따른 뇌의 생화학적 변화, 그리고 과거의 흡연하던 상황에 대한 조건반사 등으로 일어난다. 이러한 느낌은 금연 후 2~3주 후면 대부분 사라진다.

- 증상
  - 한동안 침착하게 있지를 못한다.
  - 자꾸 손으로 뭔가를 만지작거리고 싶다.
  - 지금 당장 뭔가를 해야만 한다는 생각이 들고 불안하다.
- 대처방법
  - 일을 하다가도 규칙적으로 10분간 휴식을 취한다.
  - 휴식 중 가능하면 스트레칭, 가벼운 체조, 산책 등의 적극적인 방법을 활용한다.
  - 따뜻한 물로 목욕이나 샤워를 한다.
  - 손놀림 도구를 이용하여 초조함을 던다.
  - 심호흡을 자주 한다.
  - 좋아하는 음악을 감상한다.
  - 집에서는 편히 누운 상태에서 명상을 한다.

우울증

그동안 담배는 힘들거나 외로울 때 친구나 애인과 같은 역할을 해왔다. 그리고 니코틴은 강한 중독물질로서 시간과 분위기에 따라 자극을 주거나 진정을 주는 역할을 해왔다. 하지만 금연 시작으로 이러한 자극과 위안이 한꺼번에 없어지게 됨에 따라 허전하고 우울해지기 쉽다.

- 대처방법
  - 맨손체조나 가벼운 운동을 한다.
  - 따뜻한 물로 샤워한다.
  - 과일 주스를 마신다.
  - 즐거운 게임을 하거나 코미디를 본다.
  - 가족이나 친구들과 충분한 대화시간을 갖는다.

불면증

금연 후 보통 48시간 내에 발생하며, 1~2주 후에는 대개 사라지게 된다. 밤에 잠을 제대로 이루지 못하거나 밤중에 자주 깨게 된다.

- 대처방법
  - 저녁 6시 이후에는 커피, 차, 콜라와 같은 카페인이 든 음료를 마시지 않는다.
  - 갑자기 수면습관을 바꾸지 말고, 매일 아침 평소 습관대로 정해진 시간에 일어난다.
  - 잠자리에 들기 전에 15~30분 가량 조용한 시간을 가지면서 잠자리를 준비한다.
  - 침실을 어둡게 하고, 창문을 조금 열어 환기가 잘 되게 한다.
  - 물이나 무가당 주스를 마신다.
  - 저녁에 따듯한 물로 샤워를 한다.

- 저녁식사를 간단하게 한다.
- 낮에 열심히 일을 하거나 운동을 한다.
- 낮에 잠을 자지 않는다.

초조, 불안

보통 금연 후 24시간 내에 발생하지만 2~4주 내 사라진다.

- 증상
  - 금연 후 24시간 내에 긴장감을 느끼게 된다.
  - 목과 어깨 등의 근육이 뻣뻣해지는 느낌이 든다.
- 대처방법
  - 규칙적인 휴식을 가지면서, 스트레칭을 자주 한다.
  - 산보를 한다.
  - 따뜻한 물로 목욕을 한다.
  - 전신 마사지를 받는다.

분노, 좌절감

보통 금연 후 24시간 내에 이런 증상이 발생하지만, 대개 2~3주 후면 사라진다.

- 증상
  - 신경이 날카로워지고, 성미가 급해진다.
  - 어떤 문제에 접했을 때 평소보다 쉽게 포기해 버린다.
  - 사람들의 못마땅한 행동에 대해 평소보다 참지 못한다.
  - 사람들과 언쟁을 자주 벌인다.

- 대처방법
  - 산보를 한다.
  - 운동을 한다.
  - 카페인 음료를 마시지 않는다.
  - 따뜻한 물로 목욕을 한다.
  - 심호흡을 자주 한다.

정신집중 장애

금연은 뇌의 화학적 반응을 느리게 함으로써, 졸음을 야기하거나 집중력을 떨어뜨리게 된다. 보통 금연 후 24시간 내에 이런 증상이 발생하지만 2~3주가 지나면 사라진다.

- 증상
  - 한 가지 일에 오랫동안 집중하지 못한다.
  - 어렵거나 마음에 들지 않는 일을 뒤로 미루거나 피하려 한다.
- 대처방법
  그동안 담배를 피우면서 10~15분 가량 주기적으로 휴식을 취해 왔으므로, 금연 후에는 다른 대체안으로 규칙적인 휴식 시간을 가져야 한다.
  - 자주 휴식시간을 갖는다.
  - 휴식을 취하면서 창 너머를 바라보거나, 마음에 드는 사진을 응시한다.
  - 휴식을 취하면서 눈을 감고 10분 가량 명상에 잠긴다.
  - 책상정리 등 간단한 일을 찾아서 10분 정도 한다.

- 한 가지 일에 오래 집중하기보다는 좀더 색다른 일로 바꿔 가며 한다.
- 일을 제대로 처리할 수 없는 경우, 일 처리를 과감히 뒤로 미룬다.

지루함

담배는 간접적으로 지루함, 권태로움 등을 증가시킨다. 왜냐하면 흡연이라는 행위 자체가 사람을 무기력하게 만들 뿐만 아니라 흡연자들로 하여금 기운차고 적극적인 활동보다는 그냥 어슬렁거리며 소극적으로 행동하게 만들기 때문이다. 그런데다가 흡연행동을 하던 사람이 금연을 하면 갑자기 행동의 공백이 생겨 지루하고 허전함을 느끼기도 한다.

─ 대처방법
- 금연을 시작한 지 약 3주 정도만 지나면 금연이 새로운 습관으로 형성되므로 지루함은 자연스럽게 사라진다.
- 금연을 시작하면서 얼마 동안은 바쁘게 지낼 수 있도록 계획을 미리 세워라.

CHAPTER THREE

금단증상 혼내주기

많은 사람들이 금연을 원하면서도 그에 뒤따르는 금단증상의 고통을 두려워하여 금연을 회피한다. 흡연 문제를 직시하고 금단증상의 고통을 감수하기보다는 무조건 달아나려고만 하는 것이다.

그것은 장기적인 안목으로는 금연이 자신에게 유익을 가져다줄 것을 믿으면서도 금연을 수행하는 데 따르는 당장의 고통을 받아들이려고 하지 않기 때문이다. 이렇게 무조건 회피하고자 하면 그러한 정당한(?) 고통을 회피한 데에 대한 갖가지 이유와 변명을 가지고 자신의 흡연을 합리화하고자 하며 이것이 거듭되어 결국에는 타성에 젖게 된다. 진실을 외면한 이러한 회피와 타성의 결과는 결국 회피하고자 했던 고통보다 더 큰 고통을 몰고 온다.

기분을 좋게 하려고 피운 담배는 피울수록 내성이 생겨 전과 똑같은 양의 담배를 피워도 쾌감이 점점 줄어들게 된다. 따라서 동일한 쾌감을 느끼려면 흡연양을 점점 더 늘려야만 한다. 그리고 담배를 피우지 않으면 오히려 기분이 나빠지게 된다. 즉 시간이 갈수록 즐긴 것보다 고통은 더 커지고 결국에는 최악의 고통을 안겨 주는 각종 질병과 사망을 불러오게 되는 것이다. 따라서 금단증상을 회 피해서는 절대 안 된다.

금단증상 = 회복증상

금단증상은 니코틴의 약물작용으로 인해 비정상적이던 신체가 다시 정상으로 회복되는 과정에서 생기는 아주 자연스러운 현상이 다. 그것은 오랫동안의 흡연습관으로 당신 몸의 세포에 깊숙이 배 어 있는 독극물인 니코틴이 조금씩 빠져나가고 있다는 증거이기도 하다. 그렇게 당신의 신체는 담배를 피우기 전의, 건강한 상태로 회 복되어 가는 것이다. 그러므로 기피하기보다는 오히려 반가워해야 할 반응인 것이다.

당신의 체세포들이 더 이상 독성물질이 들어오지 않음으로 좋아 하며 회복을 시작하고 있는 모습을 머릿속으로 상상해 보라. 이 얼 마나 기쁜 일인가! 그러니 "금단증상은 회복증상" 이라고 머릿속에 새겨 놓자.

금연자인 당신이 금단증상으로 신경과민이 되고 짜증이 나고 괴 로울 때 "이 고통은 내 몸이 건강을 되찾기 위해 치료되는 과정" 이 라고 생각하라. 그 고통을 긍정적이고 적극적으로 받아들여라. 그 리고 당신의 세포 하나하나가 회복되어 즐거워하는 것을 느껴 보

라. 무엇이든 생각을 어떻게 하느냐에 따라 그것에 대한 느낌은 크게 달라지므로, 금단증상을 적극적으로 받아들이면 훨씬 쉽게 극복할 수 있다.

금단증상을 즐겨라

고통스러운 금단증상을 즐기는 것이 도대체 가능키나 한 일일까? 거짓말 같지만 그렇다. 오히려 금단증상의 고통을 즐기면서 금연에 성공한 사람들이 실제로 있다.

"피할 수 없으면 즐겨라"라는 말도 있듯이, 어차피 피할 수 없는 금단증상이라면 오히려 그 고통을 즐기도록 해 보라.

금단증상은 두려워하면 할수록 더 크고 고통스럽게 느껴진다. 반면에 금단증상을 적극적으로 긍정적으로 받아들이고 즐기기까지 할 수 있다면, 금단증상을 극복하는 것은 말 그대로 "누워서 떡 먹기"처럼 쉬운 일이 될 수 있다.

"반갑다, 금단아! 네가 왔구나" 하고 즐거운 마음으로 금단증상을 맞이해 보라. 그러면 금단증상에 대한 느낌이 많이 달라질 것이다. 실제로 당신의 뇌 속에 베타 엔도르핀(β- endorphin, 내인성 포리펩타이드의 한 집단으로 뇌의 여러 부위에 있는 아편 수용체와 결합하여 동통에 대한 역치를 높이며 알파, 베타, 감마 등 여러 가지 형으로 존재한다) 등의 화학물질을 생성시켜 고통을 덜어주고 오히려 쾌감을 일으켜 줄 수 있다.

그러면 금단증상의 고통이 어떻게 즐거운 일이 될 수 있을까? 그것은 그렇게 받아들일 수 있는 다음과 같은 충분한 이유들이 있기 때문이다.

금단증상이 즐거운 4가지 이유

고통이 없으면 얻는 것도 없다(No Pain, No Gain)

이 세상에서 값지고 보람 있는 일은 모두 고통을 수반한다. 담배 연기로 병든 당신의 몸이 다시 회복되는 것 역시 예외는 아니다. 금단증상은 몸이 건강하게 회복되는 상태를 본인에게 알려 주는 일종의 신호이다. 오랜 흡연으로 인해 망가진 당신 몸의 세포와 조직들이 회복해 가는 모습을 상상해 보라. 그리고 당신 몸의 세포들이 담배 독성물질이 더 이상 들어오지 않음으로 인해 회복되며 즐거워하는 것을 느껴 보라. 이보다 감격스러운 일이 또 있을까?

아무나 금단증상을 겪는 게 아니다

금연을 결심하고 금연을 시도하는 사람들만이 경험할 수 있는 일종의 특권이 바로 금단증상이다. 담배를 계속 피우는 사람들은 금단증상을 절대 경험할 수 없다. 그러니 당신은 다른 사람들이 하지 못하고 있는 대단한 일을 하고 있다는 자부심과 기쁨을 충분히 누릴 자격이 있다.

금단증상은 담배 노예로 살았던 당신이 자유인이 되는 과정이다

노예 상태였던 당신을 주인인 니코틴이 쉽게 놓아주려 하겠는가? 얼마 동안의 금단증상은 노예의 결박을 완전히 끊고 자유인으로 살아가기 위한 대가이다. 당신의 의지대로 살아갈 수 있는 자유를 찾는 것, 이 얼마나 값진 일인가! 그러니 그 노예의 결박을 끊다가 포기하는 일은 결단코 하지 말라!

금단증상은 다시는 경험하지 못할 일시적인 고통이다

금단증상은 끝없이 당해야만 하는 고통이 아니다. 길어야 2~3주 동안만 지나면 줄어들다가 마침내 사라지는 고통이다. 시간은 당신의 편이다. 그러므로 "이제 내 몸이 회복되고 있으니 조금 지나면 다시는 경험하지 못할 이 금단증상을 즐겨보자"라고 적극적인 마음을 가져 보라. 금연만큼 인생에 육체적·정신적·영적으로 큰 보람과 즐거움을 가져다주는 것은 드물다.

담배 피다 망신당한 일들! (ID : 금연지킴이)

담배 피우다가 망신당한 기억들 한도 끝도 없습니다만 생각나는 몇 가지만 적어보았습니다. 심심풀이로, 재미로 가볍게 읽어주시길.

1. 교회에서

2000년 2월경, 큰 교회를 빌려 연초 행사를 진행하고 있던 나는 교회 밖 복도에서 행사의 무난한 진행을 안도하며 참았던 담배를 한 개비 꺼내 물었다. 그런데 옆 동료가 만류했다.

"교회에서 담배 피면 안 되잖아."

(사실 담배 피운 지 1시간 가까이 지나서인지 엄청 땡기고 있었다.)

"우리뿐인데 어때."

담뱃불을 붙였다, 푸우~ 푸우~ 아아 맛있다.

그런데 순간 위층에서 누군가 나이 지긋한 사람이 내려오면서 큰소리로 하는 말!

"이 사람들이 교회 빌려주니까 담배를 펴! 그것도 신성한 교회서!!!"

잽싸게 껐다. 손으로 비벼서 잽싸게에…. 어휴우~ 쪽팔려.

그분은 이 교회 전임목사님이셨다.

2. 춘천역에서

1993년쯤, 춘천시 교육원에서 2주 교육을 받기 위해 청량리에서 춘천행 경춘선 열차에 올랐다.

햐아! 너무나 상쾌하다. 비록 여행은 아니지만 부담 없는 교육인 데다가 바깥 경춘가도의 가을 풍경은 항상 봐도 아름답다.

춘천역에 도착하자마자 나는 습관적으로 담배를 꺼내 물었다.

쭈우욱, 푸우~ 쭈우욱, 푸우우~ 아아 맛있다.

그 순간, 갑자기 전경이 나에게 거수경례를 하는 것이 아닌가.

"먼 일이요." 물으니 전경 하는 말,

"저랑 잠깐 같이 가셔야겠습니다. 역사 나가시면 바로 파출소가 있습니다."

"아니 파출소는 왜…요?"

"저기 금연표지판 안 보이세요. 역사 내에서는 금연입니다."

ㅇㅇㅇㅇ!

"저어, 교육 참석 차 춘천시공무원교육원에 가는 길인데 첨이라 잘 몰라서 담배를 피웠네요. 한 번만 봐 주세염, 네?"

"거어 솔선수범하셔야 될 분이 ㅊㅊㅊㅊ. 다음부터 역사에서 담배피지 마시구 빨리 가세여."

후다닥 밖으로 나오니 얼굴이 후끈 달아오른다.

'어휴우! 이 무슨 개망신이야! 에이 쪽팔려라.

3. 탄약고에서

1984년도 겨울 일병 시절, 오늘은 탄약고 근무서는 날. 언젠가부터 탄약고 근무설 때마다 1개비씩 들키지 않고 꼬박꼬박 숨어서 피는 그 담배 맛이란, 카아아~ 직인다. 직여.

그런데 운명의 그 날, 교대조가 항상 오던 길이 아닌 뒷길로 무려 15분이나 일찍 온 것이 아닌가! 그것도 평소 나를 좋게 보지 않던 김 병장에게 담배 피우다가 제대로 걸리고 만 것이다. 순간 김 병장의 입가에 회심의 미소가 돌았다.

"야아, 이 노마! 너 죽고 싶어 환장했냐. 탄약고 근무서며 담배를 피워 담배를! 차렷! 열중쉬어, 차렷!"

퍽퍽 퍼억. 으으으윽….

"동작 그만! 이 자식아!"

퍽퍽. 크으으윽….

"어어, 이 자식 봐라. 동작 그만! 자식아! 앞으로 취침, 기사앙! 뒤로 취침, 기사앙!, 뒤로 취침, 좌로 굴러 기사앙! 앞으로 취침, 우로 굴러!"

그 날 난 원 없이 구르고 맞았다.

아아! 여러분! 담배 끊으세요. 담배 피우면 망신당할 일들 수도 없이 많아요. T.T

담배와의 전쟁에서 영원히 승리하는 법

CHAPTER FOUR

'한 개비' 귀신은 물렀거라!

당신은 그동안 기분이 나쁠 때는 기분을 전환시키기 위해, 기분이 좋을 때는 그것을 더욱 오래 즐기기 위해 담배를 피워왔다. 당신이 금단증상을 극복한 후에도 이러한 상황에 처하지 말란 법은 없다. 그렇게 되면 예전의 흡연자 시절처럼 흡연을 하고자 하는 강한욕구를 가지게 된다. 금연 후 몇 달이 지나거나 혹은 몇 년이 지난후에도 흡연욕구는 갑자기 찾아올 수 있는 것이다. 특히 감정적으로 불안정하고 위기를 느낄 때는 더욱 그러하다. "한 대만 피우면딱 좋겠는데…." 이것이 바로 금연자를 단번에 무너뜨리는 강력한한 개비의 유혹이다.

오직 흡연의 쾌감만 기억될 뿐

'한 개비'의 유혹에 쉽게 빠지는 요인 중 하나는 흡연의 부정적

115

인 영향에 대해서는 정말 쉽게 잊어버리기 때문이다. 그동안의 흡연생활로 인해 안 좋아진 건강과 금연을 시작할 당시의 절실했던 금연동기들은 모두 까맣게 잊어버리고, 담배 한 개비를 피울 때의 쾌감만을 기억하고는 그 유혹을 참지 못하게 되는 것이다.

한번 니코틴에 중독되었던 사람들은 금연을 해도 흡연을 전혀 하지 않은 사람들과 다르다. 그들의 뇌는 니코틴의 효과를 기억하고 있어서 설혹 단 한 개비의 담배를 피운다고 할지라도 종전의 그 모든 감각들이 살아나게 된다. 따라서 흡연욕구를 참지 못하게 되어 곧 예전의 흡연량으로 돌아가거나 종종 예전보다 더 많은 양을 피우게 된다.

금연자와 중독자의 차이는 '단 한 개비'

그러므로 금연자는 항상 조심해야 한다. 금연자와 중독자와의 차이는 담배 '한 개비' 뿐이라는 사실을 절대 잊어서는 안 된다. 마치 알코올 중독자가 자신의 문제를 알고 '한 잔' 의 유혹에 늘 주의해야 하듯이 금연자는 항상 '한 개비' 를 주의해야 한다.

알코올 중독자가 '한 잔' 만 마시겠다고 한다면 당신은 어떻게 생각하겠는가? 말도 되지 않는 소리라고 일축해 버릴 것이다. 금연자가 '한 개비' 만 피우겠다고 하는 것 역시 마찬가지다. '한 개비' 를 피우는 것은 가려움증이 심한 피부 부위를 가렵다고 마구 긁어 대는 것과 같다. 긁음으로써 가려움증이 일시적으로는 사라지겠지만 잠시 후면 종전의 가려운 정도를 벗어난 더 심한 가려움이 덮쳐 더욱 참기 힘들게 된다. 그리하여 또다시 긁게 되고 결국에는 상처를 더욱 악화시키게 한다.

'한 개비'란 없다

당신의 마음에 반드시 기억하고 잊지 말아야 할 사실은 '한 개비란 없다'는 것이다. 한 개비의 담배는 절대 충족감을 가져다주지 않는다. 그것은 오히려 흡연에 대한 체내 욕구에 불을 당기는 역할을 한다. 만일 한 개비를 피운다면 얼마 있지 않아서 "한 개비만 더" 피우고 싶어질 것이다. 그리고는 '한 개비만 더, 한 개비만 더…' 이 욕구는 끊이지 않고 지속될 것이다. 중독이 왜 중독인가? 아무리 애를 써도 절대 만족이 되지 않기 때문이다. 만일 백 개비를 피운다고 할지라도 또 '한 개피'를 원하게 만드는 것이 바로 중독이다. 한 개비의 담배는 수천, 수만 개비로도 만족할 수 없게 만드는 중독의 수렁으로 당신을 다시 빠지게 만든다.

마치 "알코올 중독자에게는 한 잔의 술은 너무 많고 스무 잔의 술은 너무 적다"는 말이 있듯이 "니코틴 중독자에게는 한 개비의 담배는 너무 많고 한 갑의 담배는 너무 적다."

그러므로 만일 '한 개비'의 담배를 피운다면 그 후로는 자신을 제어할 수 없다는 사실을 아는 것이 중요하다. 수많은 사람들이 '한 개비'의 유혹에 빠져서 니코틴 중독의 품으로 돌아가 자신의 건강과 생명을 희생시켜야만 했다. 그래서 '한 개비 귀신'에 유혹되지 않아야 한다고들 말한다.

한 개비의 힘을 너무 쉽게 생각하고 섣불리 도전하다 뒤늦게 후회하면서 돌이킬 수 없는 길을 간 사람들이 너무 많다. 당신은 결코 그러한 전례를 따르지 않겠다고 굳게 결심하라.

금연자와 비흡연자는 다르다

5년, 10년을 넘게 금연한 장기 금연자일지라도 단 한 번의 재흡연으로 인해 실망하고 낙심하는 경우가 때때로 있다. 실망스러울지도 모르지만 한 번 흡연자였던 사람은 죽을 때까지 비흡연자였던 사람과 다르다.

흡연자의 뇌는 니코틴이 들어와서 작용했었던 메커니즘을 기억하고 있다. 그것은 금연을 한 지 수십 년이 지나도 마찬가지다. 마치 자전거 타기나 수영을 어릴 적에 배웠던 사람이 수십 년 동안 하지 않았어도 자전거에 올라타거나 수영장 물에 들어가기만 하면 자유자재로 할 수 있는 것처럼 말이다.

일단 흡연자였던 사람은 한두 개비만 피워도 옛날의 흡연 감정을 다시 느끼게 되어 그것을 뿌리치기가 굉장히 힘들다. 그것은 마약 중독자가 한 번이라도 다시 마약에 손을 댔다면 그 길로 다시 마약에 중독되는 것과 마찬가지다. 이런 의미에서 금연한 지 오래 되었더라도 한 개비는 심히 위험한 것이다. 다시는 한 개비도 결코 피우지 말라.

CHAPTER FIVE

다시 끊으면 되지

흡연의 피해가 각종 매체를 통해 지속적으로 알려지고 있는데도 불구하고 계속하여 흡연하는 사람들은 진실에 대해 한쪽 눈을 감은 상태이다.

흡연자가 스스로를 기만하지 않고 계속하여 흡연하기란 어렵다. 그렇지 않고서는 자기를 파괴시키는 행동을 하고 있는 자신을 도저히 용납할 수 없기 때문이다. 그래서 흡연의 나쁜 점에 대해서는 진실의 눈을 감고 흡연이 좋다는 말도 안 되는 갖가지 이유를 가져다 댄다. 또 '흡연은 습관일 뿐이며 담배는 기호품에 불과하다'고 간단하게 치부해 버린다. 이렇게 흡연에 대해 습관적으로 자기 합리화를 하게 되면, 나중에는 스스로를 합리화하기 위해 둘러댄 거짓 이유들과 진실 중에 어느 것이 진실이고 어느 것이 거짓인지 구별할 수조차 없게 된다.

그러므로 금연에 성공하기 위해서는 무엇보다도 솔직함이 필요하다. 금연 기간 중에 문득문득 떠오르는 자기 기만과 자기 합리화하려는 마음을 거듭 물리치고 솔직하게 받아들이는 것이야말로 금연의 어려움을 극복하게 만드는 중요한 요인이다.

게다가 자기 합리화나 자기 기만은 항상 흡연자에게 알게 모르게 스트레스를 가져다준다. 금연을 가치 있게 만드는 점 중 하나가 바로 이러한 자기 기만이나 합리화를 더 할 필요가 없다는 것이다. 자기를 합리화하려는 습관을 과감하게 버리고 솔직해지는 것은 초기에는 힘들지만 시간이 갈수록 쉬워져 결국 진정한 자기 만족을 가져다주게 된다.

흡연 합리화와 올바른 대응

다음의 합리화는 스스로 그럴 수도 있고 아니면 옆의 친구나 동료가 유혹할 수도 있다. 흡연욕구가 생길 때 흡연을 유도하는 합리화 사고를 단호히 거절하기 위해서는 흔히 나타나는 합리화들에 대해 사전에 충분히 이해할 필요가 있다. 다음은 당신을 금연에서 흡연으로 유도하는 자기 합리화들이다. 해당되는 그 때마다 스스로에게 대응해줘라.

- **흡연 합리화 1** : "저들은 다 피우고 있는데 나만 안 피울 필요가 있을까?"
- **대응** : 흡연하는 사람들도 대부분 마음 속으로는 금연을 간절히 원한다. 다만 용기가 없거나 금단증상이 두려워 혹은 그 밖

의 다른 이유들로 금연을 하지 못할 뿐이다. "저들 역시 금연을 실천하고 있는 나를 속으로는 굉장히 부러워할 거야", "나도 흡연할 수는 있어. 하지만 나는 더 나은 금연을 택했어."

- **흡연 합리화 2** : "(장례식, 술자리, 화가 났을 때 등) 이런 상황에서만은 예외야."
- **대응** : 금연을 하는 데 예외 상황이란 결단코 없다. 어떤 상황에서건 흡연은 다시 나를 니코틴 중독으로 몰아갈 것이다. 상황이 다르다고 그것을 다르게 만드는 것은 아니다.

- **흡연 합리화 3** : "다시 끊으면 되지."
- **대응** : 담배를 피웠다가 다시 끊는 것이 더 어렵다. 지금까지 참아온 노력이 아깝지 않은가? 지금 담배를 피웠다가 다시 금연한다면, 힘든 금단증상을 또다시 겪어야 한다.

- **흡연 합리화 4** : "다른 사람은 흡연으로 암에 걸려도 나하고는 상관없을 거야."
- **대응** : 암에 걸린 사람들 역시 자신이 흡연으로 암에 걸릴 것이라고는 꿈에서조차 생각하지 못했던 사람들이다. 흡연은 각종 암 발병의 가장 큰 원인이 되니 누구나 계속하여 담배를 피우면 암에 걸릴 위험이 크다. 나 역시 예외가 될 수는 없는 것이다.

- **흡연 합리화 5** : "지금까지 잘해 왔으니 한 대 정도는 피워도 얼마든지 금연할 수 있어."
- **대응** : 지금까지 잘해 온 이유는 지금까지 단 한 대도 피우지 않았기 때문이다. 만일 지금 한 개비를 피운다면 그 즉시 다시 흡연자가 되는 것이다. 비흡연자와 흡연자의 차이는 바로 그 딱 '한 개비' 뿐이다.

- **흡연 합리화 6** : "스트레스를 더 이상 참을 수 없어. 담배를 피우지 않으면 못 견디겠어."
- **대응** : 진지하게 생각해 보라. 담배를 피운다고 문제가 해결되지는 않는다. 오히려 금연에 실패한 것으로 인해 문제가 하나 더 생겼으므로 담배를 피우는 것 자체가 스트레스 요인이 될 것이다. 시간이 지나면 담배를 피우지 않은 것에 대해 정말 잘했다고 생각될 것이다.

- **흡연 합리화 7** : "나중에 어떻게 되더라도 상관없어. 지금 한 개비가 중요해."
- **대응** : 정말일까? 정말 나중에 흡연으로 인해 죽을병에 걸려서 사정 없이 고통스러워도 상관없는가? 80살이 원래 내 수명인데도 흡연으로 인해 단축되어 40세까지만 살아도 정말 괜찮은가? 내 삶을 그렇게 일찍 마쳐도 상관없는가? 내가 담배를 피워 암에 걸리는 바람에 사랑하는 가족을 남기고 일찍 죽어서 그들이 애통해 하고 괴로움을 당해도 상관없는가? 아니

다. 내게는 담배보다 중요한 것이 있기 때문에 금연을 하는 것이다.

- **흡연 합리화 8** : "담배를 피우나 안 피우나 사람은 결국 모두 죽지 않는가?"
- **대응** : 사람은 누구나 죽지만 자기의 수명을 온전히 다하고 죽는 것과 병 등으로 인해 조기 사망하는 것과는 크게 다르다. 담배를 피움으로써 병들어 빨리 죽는 것은 결코 자연스러운 것이 아니다. 건강하게 장수하다 죽는 것과 병들어서 고통 당하다가 조기 사망하는 것은 정말 다른 것이다.

- **흡연 합리화 9** : "체중이 느는 것보다는 흡연하는 게 더 낫겠다."
- **대응** : 체중이 늘어도 흡연으로 병드는 것보다는 낫다. 물론 금연을 할 경우 체중이 어느 정도 늘 수는 있으나 계속하여 늘지는 않는다. 게다가 운동을 하고 식사를 조절하면 체중증가는 간단히 해결될 수 있다.

- **흡연 합리화 10** : "내가 하는 일은 힘들고 스트레스가 많아서 담배를 피워야 돼."
- **대응** : 한 번 내 주위를 빙 둘러 보자. 같은 일에 종사하는 사람들 중 담배를 피우지 않고도 일 잘하는 사람들이 반드시 하나 이상 있다. 그러므로 내 일이 힘들다고 흡연해야 한다는

것은 핑곗거리가 되지 않는다.

- **흡연 합리화 11** : "딱 한 대만 피워야지."
- **대응** : 흡연이란 사전에 '딱 한 대만' 이란 없다. 한 대를 피우면 두 대를 피우고 싶고 두 대는 결국 세 대를 불러온다. 결국 나는 이전 흡연자 시절에 피우던 때와 똑같이 피우게 될 것이다. 한 대만 피우고 참는 것은 오히려 한 대도 안 피우고 참는 것보다 더 어려울 뿐만 아니라, 다시 흡연했다는 사실에 자책감이 심할 것이다.

- **흡연 합리화 12** : "훌륭한 창작을 위해서는 흡연을 해야 해."
- **대응** : 음악가, 작가, 기자 등의 직업을 가진 많은 사람들이 자신의 직업은 다양한 창의성이 필요한 데다가 스트레스가 많은 직업이라 흡연은 필수적이라고 변명한다. 만약 그들의 말이 사실이라면 담배가 없던 시대에 그와 같은 일을 하던 사람들은 창의성을 돌출해내지 못하고 스트레스만 쌓여 결코 좋은 작품을 쓸 수 없었을 것이다. 그러나 사실은 그렇지 않은 것을 보면, 그것이 흡연 합리화 내지 습관 및 중독의 결과라고 할 수 있다.

CHAPTER SIX

내 눈에 딱 걸렸어~

우리가 어떤 것에 우리의 마음을 고정시킬 때 우리는 우리가 초점을 맞추는 형상대로 변한다. 바꿔 말하면 우리의 목표를 마음의 눈으로 바라봄으로써 우리는 우리의 무의식으로 하여금 그 영상이 실제로 이루어지도록 작용할 수 있다는 것이다. 이러한 정신의 법칙을 활용한 것이 바로 '시각화 훈련' 이다.

1976년에 미국 올림픽 스키팀은 난코스 언덕길을 달려 내려가기 전에 다음과 같은 상상을 했다. 즉 그들은 상상 속에서 먼저 전 코스를 회전하고 낙착하는 장소들을 생각하면서, 그것들을 기술적으로 잘 통과하면서 달려가는 자신들을 그려보았던 것이다. 결국 그들은 이전보다 더 잘 달렸으며, 미국팀은 기대 이상의 메달을 차지할 수 있었다. 그 결과 이 방법은 이후의 올림픽 대표팀들을 훈련시키는 데 사용되었으며, 지금은 농구, 축구, 골프 등 각종 운동경기 훈련에 도입되어 사용되고 있다.

이와 마찬가지로 담배 없이도 성공적으로 살아가는 당신의 모습을 의식적으로 계속하여 그려본다면, 당신의 마음은 그러한 반복을 통해 금연에 성공한 상상 속의 당신의 모습을 얼마 지나지 않아 당신의 실제 모습으로 바꾸어 놓을 것이다.

'나에게 아직 흡연욕구가 남아 있는데 어떻게 내가 자유롭다고 믿을 수 있겠는가?' 하고 당신은 반문할 수 있다. 그렇지만 당신은 자신이 실제로 비흡연자로 살아가고 있다는 사실을 믿을 필요가 있다. 그래도 믿기 어렵다면 믿는 것처럼 행동하라. 처음에 그 사실을 받아들이는 것이 어렵더라도 그것에 개의치 말라. 그리고 당신이 관찰한 비흡연자 혹은 당신이 원하는 사람과 똑같이 행동하기 시작하라.

당신이 흡연의 유혹을 받을 때마다 비흡연자와 동일하게 반응하면, 담배로부터 자유로운 자아상을 강화시키게 되며 사실상 비흡연자라는 믿음을 강화시키게 된다. 비흡연자상을 눈에서 놓치지 않음으로써 당신은 비흡연자와 똑같이 변하게 되는 것이다. 그리고 당신 스스로를 비흡연자라고 믿을 때야말로 더 이상 담배를 피우지 않게 될 것이다.

금연을 하는 데 있어 당신이 '보는 것'을 잘 선택하고 그것을 잘 활용하는 것은 아주 중요하다. 당신의 금연전략에 다음을 포함시켜라.

- 비흡연자들이 어떻게 행동하는지 관찰하라.
- 흡연경고문, 흡연관련 질병사진들을 눈에 띄는 곳에 두고 자주 본다.
- 금연동기표, 금연지침표를 자주 읽는다.
- 인터넷 금연사이트를 활용하여 그 곳의 게시판을 읽고 자신의 경험담을 올린다.
- 자신이 금연에 성공하여 즐기는 모습을 자주 그려본다.
- 흡연을 계속할 때 장래에 생길 무서운 결과를 그려본다. 예를 들어, 폐암수술을 하는 장면이라든지, 자신의 조기 사망으로 인해 처자식이 묘지 앞에서 슬피 우는 장면과 같은 최악의 경우를 미리 연상한다.

CHAPTER SEVEN

내 말이 곧 진리야

필자가 하는 금연교육 첫날에는 보통 자기소개 시간을 갖는다. 그런데 돌아가면서 자기소개하는 것을 듣다 보면 누가 금연에 성공하고 누가 실패할 것인지 대체로 짐작이 되며 그 짐작이 대개는 들어맞는다는 것을 알 수 있다.

"금연을 할 수 있을지 모르겠다", "금연은 힘들다"는 등 습관적으로 부정적인 말을 하는 사람들은 대부분 금연에 실패하기 쉽고, "이번에는 꼭 금연에 성공하겠다", "금연을 할 수 있을 것 같다"는 등 긍정적이고 적극적으로 말하는 사람들은 금연 성공률이 높다. 왜냐하면 금연 성공에는 결심 및 자신감이 무엇보다 중요한 요소인데 바로 그러한 점에서 차이가 나기 때문이다. 금연교육을 통해 효과적인 금연방법을 똑같이 배워도 그것이 도움이 되는 사람이 있는가 하면 안 되는 사람이 있는 것은 바로 이러한 이유 때문이다.

대개 사람들은 먼저 머리로 말할 내용을 생각하고 그 다음에 그 생각된 내용을 밖으로 표현할 말들을 찾는다고 생각한다. 하지만 사실은 말을 함으로써 생각을 하고 또 명확한 인식과 개념을 가지게 된다. 말에 힘이 있다. 그러므로 말하는 습관이 부정적인 사람은 먼저 부정적으로 말하는 습관부터 바꿔야 한다. 말하는 것 역시 습관이므로 주의하여 노력하면 바꿀 수 있다.

생각을 말로 표현하면 그 인상이 더욱 깊고 강해진다. 그러므로 사람들은 자신의 말로서 자신의 힘을 강화시키기도 하고 떨어뜨리기도 한다.

사람들은 자기가 한 말과 똑같이 이루어진다고 느끼기 전까지는 부정적인 말을 거듭하는 경향이 있다. 그래서 "나는 어려워", "난 할 수 없어"와 같은 말들을 자신이 실제로 실패자가 된 사실을 받아들일 때까지 계속한다.

하지만 긍정적인 말에 더 큰 힘이 있다. 그러므로 금연에 성공하기 위해서는 금연에 대해 긍정적이고 적극적인 말을 자주 확신 있게 하는 것이 좋다. 성공에 대한 확신이 없을 때, 꼭 실패할 것만 같을 때, 몹시 힘든 것 같을 때에는 "나는 금연에 성공할 수 있다", "나는 반드시 성공할 것이다", "금연은 어렵지만 나는 성공할 것이다"와 같은 오히려 강한 긍정적이고 적극적인 말을 여러 차례 하라.

그리고 그러한 말들을 한 후에 금연에 대한 부정적인 느낌이 어떻게 변하는지 확인해 보라. 사람의 감정은 행동에 의해서 변화될 수 있다. 특히 감정의 질병인 중독은 행동에 의해 변화될 수 있다.

당신이 자신도 모르게 하는 무수한 말들이 당신의 잠재의식을 형성하여 당신의 행동과 습관과 운명을 결정한다. 다음의 부정적·긍정적인 자기 말들을 참고하여 당신의 말을 금연 성공의 강력한 무기로 삼아라. 당신이 어떤 일을 하건, 말의 지혜로운 사용은 큰 힘이 될 것이다.

부정적인 자기 말

다음과 같은 자기 말들은 당신의 금연의지를 약화시키고 금연 실패로 이끌게 된다. 이와 같은 부정적인 자기 말을 사용하지 않도록 주의해야 한다.

- "나는 어쩔 수 없어."
- "금연은 정말 힘들어."
- "금연을 하기는 해야 하지만 지금은 안 되겠어."
- "금단증상 때문에 중간에 실패할지도 몰라."
- "담배를 피우나 안 피우나 죽는 건 마찬가지야."
- "한 개비 정도야…."
- "흡연을 해도 설마 나는 중병에 안 걸리겠지."
- "나는 담배연기를 깊이 들이마시지 않으니 괜찮을 거야."

긍정적인 자기 말

스트레스가 생기고 흡연의 유혹이 닥쳐올 때 잘 극복할 수 있도록 다음과 같은 긍정적이고 적극적인 말들을 사용하라. 강하게 표현하면 당신의 느낌도 달라질 것이다.

- "금연이 힘들다고 하지만 나는 충분히 할 수 있어."
- "지금 나는 내 인생에서 아주 중요한 일을 이루고 있어."
- "금단증상이 힘들긴 하지만 내 몸이 회복되는 신호이니 좋은 거야."
- "나는 이 유혹을 이길 수 있어."
- "잠깐, 금연하면 좋은 점을 바라봐야지."
- "금연에 성공하면 가족들이 너무 좋아할 거야."
- "누가 뭐래도 나는 금연에 반드시 성공할 수 있어."
- "흡연욕구는 조금만 지나면 사라질 거야."
- "이번에는 틀림없이 성공할 거야."

CHAPTER EIGHT

술독 깨뜨리기

술은 한국인들에게 있어서 스트레스와 함께 가장 큰 금연 실패 요인이다. 그러므로 금연을 하는 사람들은 술을 조심하지 않으면 언제 실패할지 모른다. 그럼 술이 왜 금연자에게 위험한지 먼저 살펴보기로 하자.

음주자들이 비음주자들보다 흡연자일 가능성이 훨씬 높다는 것은 이미 여러 연구들에서 밝혀진 바 있다. 한 해외 연구에서는 병원에 입원한 알코올 중독자와 비음주 정신과 환자들을 대상으로 흡연 여부를 조사했는데, 130명의 알코올 중독자 중 94%는 매일 1갑 이상의 흡연을 한 반면에 100명의 비음주자들은 46%만이 매일 1갑 이상 흡연한 모습을 보여 주었다.

그동안 음주자들의 높은 흡연율에 대해 그 원인을 여러 가지로 분석해 왔는데, 가장 설득력 있는 설명은 음주자들이 비음주자들에 비해 니코틴의 필요성이 더 높기 때문이라는 것이다.

담배의 주성분인 니코틴은 사람의 정신에 강력한 영향을 미치는 약물이다. 니코틴은 신경계에 자극을 주어서 심장박동을 빠르게 하고, 신진대사를 빠르게 한다. 니코틴에 중독되어 있는 상태에서 혈액 내 니코틴 수준이 많이 떨어지게 되면 불안, 신경과민, 손 떨림 등의 증상이 나타날 수 있다. 따라서 흡연자는 이러한 불쾌한 증상을 피하기 위해 다시 흡연을 하게 된다. 그런데 알코올은 니코틴을 신진대사시키는 조직 내 효소를 활성화시킴으로써 혈중 니코틴 농도를 더 빨리 떨어뜨리는 역할을 한다. 그 결과 흡연자들은 술을 마실 때 평소보다 단시간에 일어나는 니코틴 부족을 채우기 위해 보통 때보다 더 많은 양의 담배를 피우게 되는 것이다.

이러한 작용으로 인해 술과 담배를 함께 하게 되면 그 둘이 서로 상승작용을 일으켜 발암 위험을 훨씬 높게 만든다. 지난 30여 년간 축적된 연구 조사들을 보면 술과 담배를 함께 한 사람들이 그 중 한 가지만 한 사람들보다 눈에 띄게 식도암, 구강암, 후두암, 인두암 등 각종 암에 잘 걸린다는 분명한 결과를 보여 주었다. 또 실험실에서의 연구 결과들도 알코올이 니트로사민을 포함한 여러 종류의 담배 속에 내포된 독극성 발암물질들의 활성화를 촉진시킨다는 것을 보여 주었다.

음주가 위험한 또 다른 이유는 금연 실패 가능성을 크게 높이기 때문이다. 여러 연구 보고서들은 음주자들의 흡연 재발률이 비음주자들의 그것보다 2배나 높다는 것을 보여 준다. 이것은 알코올이 마치 마취약과 같아서 조금만 들어가도 뇌의 신경세포에 작용, 의지력을 약하게 만들기 때문에 이성적인 행동을 하지 못하도록 만들기 때문이다. 또한 술자리에서의 다른 사람들의 권유나 놀림 역시 재흡연으로 이끄는 요인인 경우가 많다. 그러므로 금연에 성공하려면 먼저 음주에 대해 사전에 철저한 준비를 하고 단호한 태도를 취하는 것이 필요하다.

다음은 술로 인해 금연에 실패하지 않도록 당신이 사용할 수 있는 전략들이다.

술자리에 가지 않는다

특히 금연 후 1개월 동안은 술을 가까이 하지 않는 것이 상책이다. 그 이후에도 술을 멀리 할수록 안전하다. 술친구를 멀리 한다.

피치 못하게 술자리에 가야 한다면 다음과 같은 전략들을 사용하는 것이 좋다

- 술자리에서 흡연유혹을 어떻게 물리칠 것인지 전략을 세운다.
- 금연동기(결심), 금연전략을 적은 종이를 가지고 가서 유혹이 생길 때마다 화장실에 가서 읽는다.
- 술자리에 차를 몰고 가 운전 때문에 술을 마시지 못한다고 한다.
- 주량이 적으면서 담배를 피우지 않는 사람 옆에 앉는다.
- 사이다를 시켜서 술 대신에 마신다.
- 술에 물을 타서 마신다.
- 술을 권하면, 건강이 좋지 않아 약을 먹고 있다고 사양한다.

약봉지를 미리 준비하여 보여 주는 것도 좋은 전략이다.

- 담배를 권하면 분명하게 거절한다. 필요하면 모두에게 "나는 담배를 끊었어"라고 선언한다. 그리고 금연을 해서 얼마나 좋은지를 자세하게 설명한다.

- 만약 동석한 사람들이 당신이 금연한 것을 알면 일부러 담배를 피우도록 짓궂게 강요할 사람들이라면, 몸이 좋지 않아서 피우지 않겠다고 한다. 괜히 "담배를 끊은 지 며칠 됐다"는 식으로 응대를 하면 "얼마나 오래 살겠다고 혼자만 담배를 끊느냐, 이번 한 번만 피우고 앞으로 끊어라"는 식으로 당신의 의지력을 시험하려 들 가능성이 있다.

CHAPTER NINE

뇌 속에 '금연'이라는 길 만들기

　습관적으로 일어나는 어떤 행동을 교정하려면 이러한 자동적인 반응을 피하기 위해 주의를 필요로 하게 된다. 예를 들어 모 회사에 다니던 김씨는 자가용을 타고 회사로 가기 위해서는 첫 번째 신호대에서 직진을 해야 했다. 그런데 며칠 전 직장이 바뀌어 이제는 신호대에서 좌회전을 해야만 한다. 그래서 좌회전을 해야지 하고 생각하고 있었는데 신호대에 와서는 자기도 모르게 직진을 하고 말았다. 그 후에도 몇 년 동안에 쌓인 오랜 습관으로 인해 주의를 하지 않으면 무의식적으로 직진을 하곤 했다. 김씨는 다음부터 신호대에 가까이 가게 되면 주의하여 좌회전을 했다. 며칠 동안 그렇게 주의를 기울이자 그 후부터는 새습관이 붙어서 주의를 기울이지 않아도 자연스럽게 좌회전을 하게 되었다.

　이처럼 습관적인 행동에 주의를 집중하여 새로운 행동을 계속하게 되면 새로운 습관이 붙게 된다.

뇌 속에 새로운 길을 만든다는 것은 어떤 행동을 행할 상황에서 이전의 행동 대신 새로운 행동을 행하는 것이다. 우리의 뇌 속에 이미 나 있는 길(이전 행동에 대한 습관적 기억)을 없앨 수는 없다. 게다가 다른 종류의 행동으로 대체하지 않는다면 얼마 있지 않아서 다시 옛날의 그 행동이 무의식 중에 튀어나올 것이다.

따라서 흡연습관을 없애기 위해서는 예전에 담배를 피웠던 그 순간에 단순히 담배를 피우지 않는 것을 목적으로 삼아서는 안 된다. 대신 물을 마신다든지, 심호흡을 한다든지, 스트레칭을 한다든지 하는 어떤 다른 구체적인 행동으로 대체해야 한다.

목적지에 빠르게 갈 수 있고 좋은 새 길을 만들기란 아시다시피 힘들게 마련이다. 새 길을 내기 위해서는 터널을 뚫는 것과 같이 힘든 작업이 필요한 것처럼, 새로운 습관을 만드는 것은 힘이 드는 작업임을 알아야 한다.

흡연습관을 고치려고 하는 데 있어서 한 가지 반가운 소식은 흡연습관이 만들어지는 데는 수년, 수십 년이 걸렸지만 그것을 고치는 데는 수년 혹은 수십 년이 걸리지 않는다는 사실이다. 행동과학자들은 새로운 행동을 3주간만 반복하면 새로운 습관으로 형성된다는 것을 발견했다. 그러므로 3주간만 의식적으로 흡연행동에 주의하고 새로운 행동습관을 위해 노력한다면 흡연습관은 사라지고 바람직한 새로운 습관이 생기게 될 것이다.

3주만 노력하면 금연은 쉽게 될 수 있다. 그 뒤에는 방심만 하지 않는다면 완전 금연, 즉 종신금연으로 갈 수 있다.

흡연은 스트레스를 줄이는것이 아니라 증가시킨다

많은 흡연자들이 담배가 스트레스를 해소시켜 준다고 믿은 채 담배를 피우고 있다. 하지만 과연 사실일까?

근자에 발표된 여러 연구들은 흡연이 스트레스를 줄이기보다는 실제로는 그것을 증가시킨다는 것을 보여 준다. 심리학 연구들에 의한 새로운 고찰에 의하면, 만일 당신이 스트레스를 줄이려고 흡연한다면 당신은 다만 당신의 스트레스를 더 가중시키는 결과가 될 것이라고 경고한다.

심리학자이자 중독 전문가인 동런던 대학*University of East London*의 앤디 패롯*Andy Parrott* 교수가 검토한 증거들에 의하면, 흡연의 눈에 띄는 스트레스 이완효과는 단지 니코틴이 고갈될 때 생기는 긴장과 짜증이 일시적으로 사라지는 것에 불과하다는 것이다.

흡연자들은 흡연과 흡연 사이에 스트레스가 상승하는 기간을 가지게 되며, 그 때 흡연을 하게 되면 스트레스 수준이 잠깐 동안 정상으로 회복된다. 하지만 곧 그들은 다시 금단증상이 생기기 전에 또 담배를 피워야만 한다.

흡연과 흡연 사이에 생기는 이 반복적인 짜증이나 긴장과 같은 기분은 흡연자들이 일상의 스트레스를 비흡연자의 그것보다 조금 높게 경험한다는 것을 의미한다. 그러므로 흡연은 스트레스를 줄여주기 보다는 만성적으로 스트레스를 증가시키는 직접적인 요인이 되는 것이다.

패롯 교수는 청소년들의 흡연 시작과 스트레스와의 관계를 연구

하면서, 초보 흡연 청소년들이 일상적인 흡연자가 되어감에 따라 스트레스도 증가한다는 사실을 발견했다. 캐나다의 학교 어린이들을 대상으로 한 이 연구는 흡연량이 많은 아이들은 비흡연 아이들보다 눈에 띄게 스트레스 정도가 높다고 보고되었다.

패롯 교수는 또한 금연과 스트레스와 관련된 연구들의 증거를 분석한 결과, 금연이 흡연자들의 지나친 스트레스를 감소시키는 역할을 한다고 말했다. 미국의사협회에서는 이러한 연구들을 고찰한 결과, 어떤 연구들에서는 금연자들이 흡연자들보다 스트레스를 적게 받는 반면 다른 연구들에서는 두 그룹의 스트레스 정도에 현저한 차이가 나지 않는다는 것을 발견했다고 한다. 하지만 금연자들이 흡연자들보다 스트레스를 더 받는 것으로 결과가 나타난 연구는 단 한 건도 없었다.

※ '흡연이 스트레스를 야기하는가?' Andy C. Parrott, Ph.D., University of East ondon, American Psychologist, Vol. 54, No. 10. 에서 발췌

4

영 원 한 　 금 연 의 　 품 으 로

쓴맛, 단맛 알아야 성공한다

"재흡연 위험이 있습니다"

스트레스를 넘어서

CHAPTER ONE

쓴맛, 단맛 알아야 성공한다

성공한 금연을 지속적으로 유지하기란 결코 쉽지 않다. 혹 금연 초기 1~3개월은 의지로 버텨서 성공한다 할지라도 평생 그렇게 버틸 수 있는 것은 아니다. 시간이 갈수록 금연을 절실히 원했던 동기와 비장했던 각오가 사라지기 때문이다.

그러므로 금연을 성공적으로 유지하기 위해서는 완전 금연(종신 금연)을 위한 마음가짐과 전략이 필요하다. 또한 만일 재흡연의 사고(?)가 발생했을 때 어떻게 대처해야 하는지를 알아두는 것이 니코틴 중독자로 돌아가지 않는 길이기도 하다.

금연에 실패하지 않으려면 우선 금연 실패에 대해 알아야 한다. 금연하는 데 실패하지 않고 성공한다면 가장 좋을 것이다. 하지만 금연을 하는 사람들 대부분은 실패를 경험한다. 그렇다고 해서 실패가 반드시 나쁘다고는 할 수 없다. 왜냐하면 실패를 통해 성공에 더 가까이 다가가는 경우가 많기 때문이다. 반면에 실패로 크게 낙심한 나머지 자신감이 사라져 성공에서 더 멀어지는 사람도 역시 많다. 그러므로 금연을 완전히 하기 위해서는 이 문제에 대해 잘 알고 대비할 필요가 있다.

'실수'와 '실패'의 차이

금연을 시작할 때 한 개비의 담배도 허용하지 않을 굳은 결심을 해야 한다. 그러나 최선을 다해 노력했는데도 불구하고 실수로 담배를 한두 개비 피웠다고 하자. 그럴 땐 어떻게 하겠는가? 많은 사람들이 하는 것과 같이 한 개비만 피워도 금연에 실패한 것이니 이왕 버린 몸, 한 개비나 한 갑이나 마찬가지라고 포기하고 예전 같이 마구마구 피우겠는가?

그래서는 안 된다.

어쩌다 한 실수와 실패는 차이가 있다는 것을 알아야 한다. 잘못하여 담배를 한두 개비 피운 것은 "실수"라고 부를 수 있다. 하지만 그 잘못을 곧 깨닫고 흡연을 즉각적으로 중단한다면 금연 과정은 계속 될 수 있는 것이다.

이와는 반대로 상습적인 흡연습관으로 돌아가는 것은 "실패"라고 할 수 있다. 담배를 조금이라도 피우면 완전히 실패한 것으로 생각하고 실제로 한 개비만 피워도 자포자기한 나머지 다시 예전의 흡연습관으로 돌아가게 되면 그것이 정말 실패하게 되는 것이다.

그러므로 만일 실수가 일어나면, 담배를 끄고 한 발짝 물러서서 스스로 반문해 보라.

"어떤 일이 일어났지? … 왜 내가 담배를 피웠지? … 내가 담배를 피도록 유발한 것은 무엇이었지? … 담배를 피웠을 때 기분은 어땠지? … 어디서 그렇게 되었지? … 담배를 피울 때 누구하고 있었지? … 담배를 피우고 난 기분은 어땠지?"

이 질문에 하나씩 차근차근 대답해 보면 당신이 흡연하게 된 환경적·정신적 원인에 대해 많은 것을 알게 될 것이다. 그리고 당신은 그 지식을 완전한 금연 성공을 위해 잘 사용할 수 있을 것이다. 실수를 통한 배움은 성공으로 가는 통로이다.

만일 당신의 친구가 금연을 위해 노력하다가 실수했다고 하자. 그러면 당신은 그에게 뭐라고 말하겠는가? 당신이 진정한 친구라면 그에게 다시 계속 금연하라고 권하지 않겠는가? 그에게 성공할 것을 믿는다고 격려하지 않겠는가?

이와 마찬가지로 자신에게 말하라. 스스로에게 친구가 되라. 만일 실수를 하면 실수에 대해 긍정적으로 말하라. "나는 실수했다. 그러나 그 실수를 성공으로 바꾸겠다", "나는 계속 금연하기로 선택했다"라고 말하고 바로 담배와 라이터를 없애고 계속하여 금연하라.

그러나 만일 여러 날 동안 여러 차례 담배를 계속 피웠다면 이것은 실수로 보기 어렵다. 금연에 실패한 것이다. 이런 경우에는 먼저 금연이란 강박관념에서 벗어나 잠시 동안 휴식을 취하라. 대부분의 사람들은 완전한 금연 성공에 앞서 보통 4~5회 정도 실패를 경험한다고 한다. 그러므로 흡연재발이라도 충분히 있을 수 있는 일이라는 점을 인정하고, 다음 사항들을 점검해 보라.

  ― 마음을 편하게 가진다.

     금연에 실패했다고 해서 필요 이상의 후회나 자책으로 자신을 괴롭혀서는 안 된다. 실패를 반성하고 그것을 거울삼아 다음 번에 다시 도전하겠다고 긍정적으로 생각하라.

  ― 며칠 동안 충분히 휴식을 취한다.

     그동안 이루어낸 금연 자체만으로도 성공이다. 절대로 낙담하지 말고, 며칠간 금연 생각을 접고 충분히 휴식을 취하라.

  ― 금연시점을 다시 결정한다.

     휴식을 취하고 금연을 다시 시작하기로 마음먹었다면, 언제쯤 다시 시도하는 것이 좋을지 판단하라. 이미 경험이 있으므로 집안 사정과 회사일을 감안하여 마음이 홀가분한 시점으로 잡아라.

  ― 흡연하게 된 원인을 분석한다.

     과거의 실패는 미래의 성공을 위한 좋은 밑거름이 된다. 따라서 다시 흡연하게 된 원인을 냉정하게 분석하라.

  ― 보다 강력한 흡연 대응책을 마련한다.

     흡연습관, 심리적 스트레스, 금단증상 등에 대한 기존의 대응 방법을 검토하고 미흡한 점은 보완하거나 새로운 방법을 마련하라.

금연을 시작한 사람 가운데 80% 정도는 다시 흡연하게 된다. 그러한 실패의 경험을 어떻게 소화시키는가가 앞날의 금연 성공과 실패를 좌우한다. 금연은 담배와의 결별을 의미하는 것만이 아니라 삶을 새롭게 디자인하는 과정이다. 어떠한 어려움도 더 나은 것을 위한 일시적인 고통이라고 생각하고 새롭게 힘을 내어 앞으로 나아가야 한다.

'끊는 것'이 아닌 '회복'을 목표로 하라

'담배를 끊는 것'과 '니코틴 중독으로부터의 회복'은 다르다. 다음과 같은 '회복'과 '실패'에 대한 잘못된 믿음이 종종 사람들로 하여금 절망적인 상태로 이끈다.

- 내가 담배를 끊고 있으면 나는 '회복'된 것이다.
- 내가 담배를 피우면 어느 순간이든지 '실패'한 것이다.
- 내가 흡연하지 않는 한, 나는 나 자신과 중독을 이긴 것이 된다.

'담배를 피우지 않는 것'이 '니코틴 중독으로부터의 회복'을 의미하는 것이라고 생각하는 것은 잘못이다. 담배를 피우지 않는 것만을 금연목적으로 하는 많은 사람들의 경우, 너무 심한 부작용(금단증상)을 보이므로 오히려 다시 흡연하는 것이 더 나아 보이기도 한다. 그런 경우에는 주위로부터 차라리 다시 흡연하라는 말을 듣기도 한다.

진정한 회복은 단순히 담배를 안 피우는 상태가 아니라, 흡연자가 자신의 중독됨을 인정하고 자신의 감정을 다스리기 위해 더 이상 담배에 의존할 필요가 없게 된 상태를 말하며, 따라서 흡연이 더 이상 선택사항이 아니게 된 것을 의미한다. 그리고 매일 회복이 더 확실시되도록 긍정적인 어떤 것을 행하는 상태를 말한다.

가령 흡연 대신 흡연과 양립할 수 없는 운동, 취미생활, 독서, 봉사생활 등을 통해 즐거움을 느끼는 상태 말이다. 이것은 깨끗하고 자유로운 삶을 지향하는, 진정한 '회복'으로의 길이다. 그러므로 성공적인 '회복'의 비밀은 담배를 끊는 행동에만 초점을 맞추지 않고 질적으로 높은 즐거운 금연생활, 즉 '회복'에 초점을 맞추는 것에 있다.

CHAPTER TWO

"재흡연 위험이 있습니다"

홉연의 재발을 막으려면 흡연욕구를 참기 어려운 상황에 대한 대책이 서 있지 않으면 안 된다. 다음과 같이 대책을 마련해 보라.

1. 어떤 상황에서 재흡연하게 되었는지를 잘 검토하여 적어 보라.

2. 그러한 상황에서 본인의 마음이 어떻게 변해(합리화) 다시 담배를 피우게 되었는지를 적어 보라. 이 때 자신의 마음의 변화를 잘 관찰하여 당시의 심리변화를 잘 기록해야 한다. 흡연은 '감정의 질병' 이기 때문이다.

3. 재흡연을 하게 된 상황에서 흡연 대신 어떻게 금연을 유지할 수 있을지 대체 전략을 세워라. 재흡연을 합리화하고자 하는 마음을 어떻게 방지하고 바꿀 것인지 적어 보라. 금연동기를 다시 기억하는 것이 중요하다. 동기를 기억할 수 있도록 기록하라.

생각이 행동을 변화시키기도 하지만 행동이 생각을 변화시키기도 한다. 흡연욕구가 생길 때 흡연 대신 어떤 대체 행동을 할 것인지 전략을 세워서 적어 보라. 여기에는 물 마시기, 크게 심호흡하기, 녹차 마시기, 운동하기, 금연사이트 들어가기, 양치질하기 등 다양한 전략이 있을 수 있다.

4. 근본적인 흡연욕구 근절을 위해 흡연/금연에 대해 공부하라. 거기에 다음과 같은 면을 포함시켜라.

- 흡연이 개인의 인생을 신체적·정신적으로 얼마나 황폐화시키며, 나아가 한 가족의 미래까지도 송두리째 파괴시킬 수 있는 가능성에 대해
- 니코틴 중독 노예로부터 자유인이 된다는 의미에 대해
- 자신이 인생의 이상과 목표를 성취하는 데 있어서 흡연이 미치는 부정적인 효과와 금연이 미칠 긍정적인 효과에 대해
- 자신의 생명과 타인의 생명이 얼마나 소중한 것인지. 그리고 흡연으로 자신과 타인을 학대했던 데에 대한 고찰과 느낌에 대해
- 자신을 중독시키고 많은 사람들을 중독시키면서 이기적으로 담배장사를 하고 흡연을 부추기고 있는 담배장사꾼들과 관료들, 그들의 기만적이고 위험한 중독성 마약 상품에 현혹되어 목매달고 있는 바로 자신의 모습에 대해
- 자신과 다른 어른들의 흡연행동으로 인해 우리의 2세들까지 세계 최고의 흡연 피해자들로 만들어 병들고 죽어 가게 만들고 있는 현실에 대해
- 자신의 금연이 자식을 비롯한 가족 및 주위 사람들에게 미칠 영향과 국가적 흡연 재해를 방지하는 데 미칠 영향에 대해

재흡연의 경고 징조 - H.A.L.T.

대부분의 사람들은 흡연의 재발이 경고 없이 돌발적으로 생긴다고 생각한다. 그러나 사실 재흡연은 돌발적인 사건이 아닌 과정이기 때문에 주의만 하고 있으면 경고징조들을 간파할 수 있어 앞으로의 흡연행동을 예방할 수 있다. 그러한 재흡연 경고징조들을 금연자가 주의하지 않고 지나친다면 다시 흡연자로 돌아갈 위험이 아주 높다.

흡연재발을 방지하는 데 있어서 일반적이면서도 가장 위험한 다음의 4가지 경고징조들을 특히 주의하라.

H = Hungry 배고픈

불규칙적인 식사는 뇌가 정상적이고 이성적으로 작용하도록 하는 데 영향을 미치는 혈당을 불안정하게 한다. 사람은 저혈당일 때 가장 감정을 조절하기 어려워 화를 잘 내고, 성격이 괴팍하게 되며, 흡연욕구가 생기게 된다. 반면에 규칙적인 식사는 신체로 하여금 신진대사를 순조롭게 하도록 해 일정한 생체리듬을 유지하게 한다. 따라서 배고플 때는 무엇이든 빨리 먹는 것이 좋다. 단, 맵고 짜거나 기름지지 않은 음식이 좋은데 간단하게 빵이나 우유 등도 좋다.

A = Angry 분노한

어떤 사람이나 일에 대한 화와 분노를 마음 속에 고스란히 쌓아 두는 습관은 그에 따른 긴장을 완화시키기 위한 보조장치로서의 흡연을 재촉하게 만든다. 분노는 생기는 즉시 처리되어야 하며, 절대 억누르거나 부인해서는 안 된다. 활기찬 운동은 화를 푸는 데 도움을 줄 뿐만 아니라 화나는 상황이나 대상에 대해 새롭게 볼 수 있는 시각을 제공해 주기도 한다. 화가 난 상태에서는 그 자리를 잠시 피하는 것도 하나의 방법이 될 수 있다.

L = Lonely 외로운

사람이 외로움을 느끼게 되면 홀로 버림받았다는 느낌을 가지게 될 뿐만 아니라 스스로를 불쌍하게 생각하여 익숙한 위로의 수단인 담배를 찾게 된다. 전화를 이용한 다른 사람(친구 등)과의 대화나 만남, 또는 동호회 참여 등도 외로움을 해소할 수 있는 좋은 방법이 될 수 있다. 독서, 애완동물 양육 등도 좋다.

T = Tired 피곤한

사람이 규칙적으로 적당한 휴식을 취하지 않으면 감정적인 안정은 깨지고 만다. 그렇게 되면 스트레스에 과잉 반응하게 되고 결국 될 대로 되라는 식이 되어 담배에 의존하기 쉽다. 이럴 때는 잠깐씩이라도 휴식을 취하는 것이 좋다. 휴식은 대부분 일을 더 능률적으로 하도록 만들어 주고 흡연유혹 또한 방지하게 해 준다. 따라서 무리한 스케줄은 반드시 변경하라.

CHAPTER THREE

스트레스를 넘어서

스트레스는 금연 실패의 가장 큰 요인이라고 할 수 있다. 사실 흡연을 하는 대부분의 사람들은 금연을 간절히 원하지만 스트레스 때문에 담배를 끊지 못한다고 한다. 그러므로 성공적인 금연을 위해서는 스트레스를 잘 다루고 극복하는 방안을 갖추는 것이 필수적이다.

살다보면 크건 적건 간에 스트레스를 받는 일은 언제나 생길 수 있으며, 그것을 피할 수는 없다. 그렇다면 어떻게 해야 스트레스를 괴롭고 피하고 싶은 것이 아닌, 우리 생활에 활력을 주고 생산적으로 작용하는 스트레스가 되도록 할 수 있을까?

다음의 내용들을 잘 활용한다면 스트레스를 잘 넘을 수 있을 것이다.

스트레스 대처 전략 유형 3가지

모든 스트레스에 대한 대처 전략은 다음의 세 가지 유형 중에서 한 가지에 들어간다고 할 수 있다.

1. 문제 상황을 변화시킨다.
2. 문제 상황에 대한 반응을 변화시킨다.
3. 문제 상황을 보는 시야를 변화시킨다.

이 세 가지 대처 전략 유형을 한 가지씩 살펴보기로 하자.

문제 상황을 변화시킨다

당신을 힘들게 만드는 사람이나 일을 변화시키는 데 노력을 기울여 당신에게 유리하도록 상황을 변화시키는 것이다. 이 전략의 예는 다음과 같은 것들을 들 수 있다. 즉 직장이 집과 너무 멀거나 늦잠을 자는 습관이 있어 출근 시 빈번히 지각을 한다면 아예 직장 가까이로 이사한다. 어떤 사람의 행동으로 인해 불쾌한 기분이 자꾸 든다면 그를 만나지 않도록 한다. 교통체증으로 인해 자가운전이 짜증스럽다면 전철이나 버스 등의 대중교통을 이용한다. 일이 자신의 적성에 맞지 않는다면 다른 부서나 다른 직장으로 옮기는 것을 계획한다.

문제 상황에 대한 반응을 변화시킨다

우리를 괴롭게 하는 상황을 도저히 어떻게 변화시킬 수 없을 때가 종종 있다. 그렇다면 어떻게 할 것인가? 그냥 포기하고 스트레스를 있는 대로 다 받은 채 지낼 것인가?

그러한 상황에서는 문제에 대해 어떻게 반응할 것인가에 노력의 초점을 맞추도록 한다. 반응을 어떻게 바꿀 것인가 하는 것에는 대부분의 사람들이 스트레스 대처 전략으로 생각하는 것들을 포함한다. 즉 심호흡, 이완기법, 명상, 운동, 사우나 등을 이용한다. 좀더 다르게 말하자면, 당신의 몸을 이완시키는 어떤 것이나 혹은 스트레스가 많은 상황에서 신체적 안녕을 돌볼 수 있는 어떤 것이든 하는 것이다. 이러한 대처 전략의 실천에 따라서 상황에 대한 반응이 달라질 수 있다.

문제 상황을 보는 시야를 변화시킨다

만약 어떤 일 때문에 심리적(혹은 육체적)으로 괴로운데 그것을 변화시키지 못한다면, 그것을 바라보는 당신의 시야를 바꿈으로써 당신은 그 상황을 다르게 바라볼 수 있다. 당신의 생각의 변화는 당신의 행동과 반응을 바꿀 수 있기 때문이다. 그렇게 문제를 바라보는 시야를 긍정적으로 변화시킴으로써 당신은 당신의 스트레스에 더 잘 대처할 수 있으며, 효과적인 스트레스 대처 전략이 될 수 있다. 때때로 어떤 상황에 대해 그것을 재난으로 보지 않고 도전으로 바라본다면, 그 상황에 대한 반응이 크게 달라질 수 있는 것처럼 말이다.

당신이 상사에게 일을 잘못했다고 꾸지람을 듣고 스트레스를 받는 상황을 한번 상상해 보라. 당신이 "나는 제대로 되는 일이 하나도 없어. 앞으로도 계속 상사에게 꾸지람을 들을 거야"라고 생각한다면 기분이 어떨까? 그러나 만일 당신이 "그래, 내가 잘못한 점이 있었어. 이번 경험을 통해 확실히 배워서 다음에는 그런 실수를 반복하지 말아야지"라고 생각한다면 동일한 사건임에도 불구하고 그것은 완전히 다른 경험이 될 것이다.

이처럼 동일한 상황이라도 다른 관점에서 보면 완전히 다르게 반응하게 된다. 이와 같이 문제 상황을 보는 시야를 바꾸는 것은 가장 효과적인 스트레스 대처 전략이 될 수가 있다.

효과적인 스트레스 대처 전략들

다음의 스트레스 대처 전략들을 생각하고 실천해 보라. 이 전략들은 당신이 스트레스를 극복하는 데 효과적으로 도움을 줄 것이다.

시간관리를 잘하라

생기는 대로 생각 없이 마구 일 처리를 하는 대신 가장 중요한 순서대로 우선순위를 정해 처리하라. 그리고 일 처리를 하는 데 있어 방해가 되는 요인들을 보다 잘 처리하도록 하라(쓸데없이 걸려오는 전화, 방문 등).

모든 시간이 경제 활동에만 소비되지 않도록 시간을 잘 배분하여 사용해야 한다. 특히 당신의 삶의 질을 높이는 여러 활동이 포함되도록 시간 배분을 잘하고, 당신의 에너지를 재충전시키기 위해 긴장을 이완시킬 만한 활동을 할 시간을 미리 계획하라.

바쁘더라도 다음과 같은 시간을 가져라. 이러한 시간들은 스트레스를 해소시킬 뿐만 아니라 삶의 질도 높여 준다. 삶의 질을 높이는 데는 시간이 걸리지만 그것은 충분히 가치가 있는 투자이다.

- 피로를 푸는 시간
- 가족과 함께 웃고 즐기고 대화할 수 있는 시간
- 취미생활을 하는 시간
- 운동하는 시간
- 독서 등을 통해 내면 세계의 성숙을 위한 시간
- 자연의 아름다움을 느껴보는 시간
- 아름다운 예술작품이나 음악을 감상하는 시간
- 기도, 명상을 통한 영적 성숙을 위한 시간
- 힘든 다른 사람을 도와 주는 자원봉사 시간

피할 수 있는 스트레스 요인은 피하라

이미 알고 있는 스트레스 요인들이나 상황은 피하라. 예를 들어 술자리는 금연을 계속하기 힘든 상황을 야기한다. 완전한 금주가 가장 안전하지만 그렇게 못한다면 적어도 금연생활이 안정될 때까지 만이라도 술자리를 피하도록 하라.

피할 수 없을 경우에는 주어진 상황을 바꾸도록 최선을 다하라

예를 들어 술자리를 도저히 피할 수 없는 상황이라면 담배를 피우지 않는 사람 옆에 앉도록 하고 차를 운전해야 한다든지 약을 먹는다는 등의 이유를 대면서 술을 마시지 말라. 그렇게도 안 된다면 술이 아닌 다른 음료수를 마신다든지, 술에 물을 타서 적게 마신다든지 하라.

바꿀 수 없는 스트레스 요인은 받아들여라

아무리 노력을 해도 변화시킬 수 없는 요인은 받아들이도록 하라. 다른 사람의 성격, 이미 저질러진 일 등은 자신이 아무리 노력해도 변경할 수 없는 부분이다. 그럴 경우에는 그것과 싸우지 말고 있는 그대로 받아들여라.

심호흡을 깊이 하라

스트레스를 받을 때 우리 몸은 평소보다 더 많은 연료를 필요로 한다. 그래서 우리는 평소보다 숨을 더 자주 쉬게 되고 심장박동수도 증가하게 된다. 하지만 그렇게 함으로써 숨을 보통 때보다 더 얕게 쉬므로, 체내에 산소 공급과 노폐물 가스 배출이 원활하게 이루어지지 않게 된다. 이렇듯 좋지 않은 숨쉬기는 불안감과 피곤감을 야기하며 스트레스 극복을 더욱 어렵게 만든다.

심호흡은 언제, 어디서나 그 어떤 상황에서도 할 수 있는 가장 효과적인 스트레스 대처 전략이다. 이것은 체내에 산소를 들여서 마음이 진정되게 하는 효과를 가져다준다.

'나의 몸은 이완되고 있다' 라고 생각하면서 천천히 '4-4-6 방식'으로 심호흡을 깊이 여러 차례 하라. 즉 4까지 세면서 코로 산소를 들이마시고 산소를 간직한 채 4까지 세고 입으로 내쉬면서 6까지 세라.

긴장 이완 기법을 실시하라

긴장을 이완시키는 체조나 요가를 하든지, 혹은 스트레스 관리 교실에 참여하여 긴장을 이완시켜라.

운동을 하라

옛날부터 운동은 스트레스를 푸는데 탁월한 효과를 가져오는 좋은 방법으로 애용되어 왔다. 운동은 기분을 좋게 하는 엔도르핀 호르몬을 체내에 분비시켜, 자긍심이 높아질 뿐만 아니라 자신감을 더해 주고 신체를 강건하게 해 준다. 또한 이것은 흡연재발을 방지하게 하는 즐겁고 효과적인 방법이기도 하다.

건강습관을 실천하라

균형 있는 식생활, 규칙적인 운동, 하루에 적어도 여덟 잔의 물 마시기, 일광욕, 신선한 공기 들이마시기, 나쁜 것(술, 담배, 커피)을 삼가는 절제된 생활, 적당한 휴식 등을 습관화하라. 신체가 건강하면 스트레스를 덜 받는다. 흡연으로 신체가 약해지면 자연히 스트레스에 약해지게 된다.

즐거운 활동과 취미생활을 하라

당신이 특별히 좋아하는 활동을 하여 마음을 즐겁고 편하게 하

라. 예를 들자면, 목욕이나 사우나를 하든지, 음악을 듣든지, 독서를 하든지, 누구와 대화를 하든지, 여행을 하든지 하라. 좋은 취미를 가지는 것은 스트레스를 해소시키는 것 외에도 정신건강에 유익할 뿐만 아니라 삶의 질을 높여 준다.

당신의 감정을 숨김 없이 표현하라

당신이 당신의 감정을 숨김 없이 표현한다면 감정을 다루기가 훨씬 더 쉬워진다. 당신의 감정을 다른 사람과 나누는 것은 스트레스 해소에 가장 효과적인 방법 중의 하나이다. 당신이 신뢰하는 사람을 찾아서 당신이 느끼는 것을 숨김 없이 표현해 보라. 또 악기를 연주하거나 다른 사람이나 자신에게 편지를 보내 표현하는 것도 도움이 된다.

많이 웃어라

웃음은 신체의 저항력을 높여서 감기 등 각종 질병에 잘 걸리지 않도록 해 줄 뿐만 아니라, 아플 때에도 빨리 회복할 수 있도록 도와 준다. 또한 웃음은 긴장을 이완시키고 감정을 변화시켜 스트레스가 완화되도록 도와 준다. 만일 당신 스스로 웃기 힘들다면 코미디를 보는 것도 좋다.

긍정적인 생각을 가져라

긍정적인 생각은 스트레스를 극복하는 데 도움을 준다. 다음은 긍정적인 생각의 예다. "나는 잘 이겨낼 거야", "이 문제를 잘 극복하면 난 더 강해질 거야", "나는 이보다 더한 문제도 이겨냈어", "한 가지씩 차근차근 극복해야겠어"….

포용하고 용서하라

지나친 이기주의는 자기 파괴적이어서 스트레스를 가중시킨다. 다른 사람들, 심지어 미워하는 사람들까지도 그들의 가치를 인정하는 법을 배우라. 포용하고 용서하는 것을 실천해 보라. 다른 사람들에게 친절하고 좋은 일을 매일 하라.

문제를 피하지 말고 직면하라

문제와 부딪히는 것이 힘들다고 도피하지 말고 직면하라. 실패의 위험을 무릅쓰고서라도 문제와 부딪히는 편이 더 낫다. 만일 당신이 문제에서 도망치려고만 든다면 문제는 결코 해결되지 않을 것이며 그 어려움은 더욱 커질 것이다.

건전한 신앙과 세계관을 가져라

인생의 의미와 목적이 무엇인지 알 수 있는 신앙과 질서정연한 우주를 포괄하는 세계관을 가져라. 그것은 스트레스를 잘 다룰 수 있는 기본 토대가 된다.

스트레스 요인과 대처 전략을 찾아라

무엇이 스트레스를 일으키는지 파악해 본 후 그 문제를 근원적으로 해결할 수 있는 대처 방안을 수립해 보라. 그러는 동안 흡연

대신에 스트레스를 해소할 수 있는 방법들을 찾아 보라. 이것은 시간이 좀 걸릴지도 모르지만 보람 있는 일이 될 것이다.

대량소비 시대의 현대인은 더 많은 돈을 벌고 좋은 것을 소유하기 위해 다른 것을 제쳐두고 물불을 가리지 않고 뛰는 일 중독자 *workholic*가 되기 쉽다. 그렇게 바쁘게 사는 삶이, 많은 것을 소유하는 삶이 과연 행복을 가져다주는가?

세계적으로, 실직자에게도 급여의 70%가 지급되고 직업의 귀천과 빈부의 격차가 없을 만큼 복지제도가 잘된 북유럽 국가들의 자살율이 가장 높은 반면, 국민소득 5백 달러 미만의 국가의 국민 행복지수가 더 높은 사례를 보면 물질적 풍요가 반드시 행복을 가져다주는 것이 아니라는 사실을 알 수 있다.

필요 이상의 소유를 위한 심한 경쟁과 긴장 가운데 살아가는 사람들이 그에 따른 스트레스 해소를 위해 술과 담배를 상용하여 그 결과 질병과 조기 사망을 초래하는 모습을 종종 보게 된다. 이러한 물질의 노예와 같은 삶을 벗어나려면 소유의 욕망을 줄이고 대신 천천히 사는 삶을 선택할 수 있어야 한다. 삶의 질적 향상과 진정한 행복은 물질적 풍요가 가져다주는 것이 아니기 때문이다. 금연과 함께 이러한 삶의 태도 변화는 스트레스 문제의 근원적인 치유책이 될 수 있다.

금연 TIP 40가지

1. 금연은 갑작스럽게 하고 싶다고 해서 이루어지는 것이 아니다. 그것은 잘 준비된 전략과 마음가짐이 필요하다. 다른 일과 마찬가지로 금연 역시 준비가 잘될수록 성공 가능성이 높다.

2. 흔히 스트레스 해소를 위해 흡연한다고들 한다. 그러나 통계적으로 볼 때 흡연자들의 약물 중독률 및 자살률이 비흡연자들보다 3~4배나 높다. 이것은 흡연이 스트레스에 도움이 된다는 것과는 정반대이다. 실제로 흡연은 스트레스를 가중시킨다.

3. 10대부터 흡연한 사람은 평균 22년 정도 수명이 단축되며, 평균 2명 중 1명 꼴로 흡연으로 인해 사망한다. 그러나 금연을 빨리 할수록 그 피해는 감소된다.

4. 흡연인가 금연인가 하는 문제는 니코틴의 노예인가 자유인인가의 문제다.

5. 흡연은 자기 합리화를 하면서 서서히 자기를 죽이는 행동이다.

6. 담배를 피우면서 건강이 염려되는 까닭에 건강검진을 하거나 악화된 건강을 치료하기 위해 돈을 쓰는 것보다, 금연을 하고 좋은 책을 읽거나 휴양 등을 위해 돈을 쓰는 편이 훨씬 낫다.

7. 변하겠다는 의지만 있다면 금연은 결코 어려운 일이 아니다. 불가능했다고 생각했던 많은 사람들이 이미 금연을 했다. 금연은 사실상 마음먹기에 달려 있다.

8. 시간은 금연자의 편이다. 따라서 시간이 지나면 금단증상은 줄어든다.

9. 몹시 흡연하고 싶다면 천천히 5번 심호흡을 하라. 마지막 심호흡은 최대한 길게 하라.

10. 괴로운 금단증상은 실제로는 당신의 몸이 치료되고 건강이 회복되고 있다는 표시이다.

11. 금단증상은 금연 후 첫 일주일 동안이 가장 심하다. 그러므로 이 기간 동안에 흡연 재발률이 가장 높지만 그 첫 일주일만 지나면 금단증상은 나아진다.

12. 몹시 흡연하고 싶을 때는 숨을 1분 동안 멈추어 보아라. 흡연은 자신의 숨을 서서히 막아 가는 습관이기 때문이다. 그 결과를 미리 맛보도록 하라.

13. 금연! 물론 어려울 것이다. 그러나 어려운 만큼 더 큰 기쁨과 보람을 갖게 될 것이다.

14. 한 갑 또는 그 이상 흡연하다가 1년 이상 금연한 사람은 계속하여 흡연하는 사람보다 사망률이 절반 이하이다. 어느 쪽을 원하는가?

15. 당신의 가족들, 당신이 사랑하는 사람들은 당신이 흡연으로 인한 또 한 명의 사망자로 사망 통계에 들지 않기를 바란다.

16. 사람들은 비참해질수록 더 흡연을 하지만, 사실 흡연을 할수록 더 비참해진다. 이런 악순환은 흡연하는 한 계속된다.

17. 금연을 하는 당신에게 야유하는 흡연자들은 사실 속으로는 자신들도 금연할 수 있기를 바란다.

18. 사람은 보는 대로 변한다. 당신은 당신의 자녀들이 당신처럼 흡연하기를 원하는가? 전 세계 어린이 중 2억 5천만 명이 흡연으로 인해 죽게 될 것이라고 한다(WHO).

19. 다른 사람이 금연하도록 도와 주라. 공격은 최선의 수비이다. 다른 사람을 돕는 것이 당신을 돕는 것이다.

20. '한 개비만' 이란 없다. 한 개비의 담배는 당신을 또다시 흡연 중독으로 돌아가게 한다.

21. 홀로 금연하는 것보다 다른 사람들과 더불어 금연하는 것이 효과적이다. 금연하는 사람들과 가까이하라.

22. 금연을 원한다면 인생을 변화시킬 준비가 되어 있어야 한다!

23. 흡연을 하고 싶을 때 찬물을 준비하여 마시라. 찬물은 입 안의 감각을 변하게 하고 흡연욕구를 줄이며 신체를 정화시킨다. 레몬을 사용하는 것도 좋다.

24. 규칙적인 운동은 금연 성공을 위한 기본 전략 중 하나이다. 규칙적인 운동을 하는 사람들은 그렇지 않은 사람들보다 금연 성공률이 2배나 된다.

25. 재흡연으로 수천 종의 독성물질들을 몸 안에 집어넣는 사람과, 물을 마시고 운동을 하고 심호흡을 하여 흡연욕구를 없애는 사람은 후의 결과에서 천양지차天壤之差가 있다.

26. 흡연자와 비흡연자의 차이는 '단 한 개비' 밖에 없다. '한 개비만' 이란 없다. 사슬처럼 끝없이 엮어지는 니코틴 중독만 있을 뿐.

27. 남자가 흡연을 하면 성기능이 떨어진다. 그러나 여자가 흡연을 하면 남자보다 신체적으로 더 큰 피해를 입게 된다.

28. 일찍 흡연할수록, 흡연량이 많을수록, 흡연 기간이 길수록 흡연 피해는 정비례하여 커진다. 그러나 하루 일찍 금연할수록 흡연 피해는 감소된다.

29. 사람은 바라보는 대로 변한다. 당신은 흡연을 바라보는가, 금연을 바라보는가?

30. 나는 흡연할 수도 있고 금연할 수도 있다. 그러나 나는 자유의지로 금연을 선택했으며 따라서 금연을 이룰 수 있다.

31. 사람들이 담배의 해악을 뻔히 알면서도 흡연하는 이유는 흡연의 해는 나중에 당하는 것이지만 흡연의 쾌감은 지금 당장에 느낄 수 있기 때문이다. 담배를 무척 피우고 싶을 때 눈을 감고 흡연으로 인해 당할 수 있는 미래의 무서운 결과를 눈으로 그려 보라. 그것을 미리 느껴 보라.

32. 불안하고 화가 나고 스트레스를 느낄 때 담배를 피우는 대신 천천히 깊게 심호흡을 하라. 혹은 어떤 일에 몰두하라. 일이든, 운동이든, 게임이든, 취미이든 무엇이든 좋다.

33. 나는 내가 담배를 가졌다고 생각했었다. 그러나 사실은 담배가 나를 집어삼킨 것이었다. 그러나 이제 나는 담배의 노예가

아니다. 나는 니코틴 중독에서 벗어날 힘이 있다.

34. 흡연의 가장 큰 피해는 신체적 손상이 아니라 자신감의 상실로 이어지는 정신적 손상이다. 금연하는 사람의 삶이 변하는 것은 흡연으로 인해 잃어버렸던 자신감을 회복하기 때문이다.

35. 나의 폐는 담배연기 속의 일산화탄소, 발암물질, 니코틴, 암모니아, 다이옥신과 같은 독성물질을 원하는가, 아니면 신선한 산소(심호흡), 깨끗한 수분(물 마시기), 신진대사 촉진(운동)을 원하는가?

36. 금연 실패의 최대의 장애는 술이다. 가능한 오래 술자리를 피하라. 술을 지극히 조심하라.

37. 흡연을 가볍게 보지 말라. 흡연은 예방할 수 있지만 인류의 가장 큰 사망 원인이기도 하다. 흡연은 매년 400만 명을 죽인다. 2030년대에는 매년 1,000만 명을 죽이게 될 것이다.

38. 세계적으로 현재 흡연자 11억 중 5억 이상이 흡연으로 인한 질병으로 사망할 것이다.

39. 금연도구로 당신의 언어(말)를 사용하라. "나는 금연할 수 있다", "나는 금연을 선택했다"라고 말하라. 사람의 말에는 말 속에 들어 있는 뜻을 강화시키는 힘이 있다.

40. 사람들에게 어떻게 보이든 위험한 환경을 피하고 금연하라. 당신의 삶은 바로 당신의 책임이다.

TWO

다른 사람들은
어떻게 담배를 끊었지?

🔊

저는 이번 금연을 시도하기 전에 저의 일상생활 가운데서 금연에 장애가 되는 것이 무엇인지를 찾아 그것을 고친 후 금연에 임하고자, 평소 즐기던 낚시, 바둑, 취침 전 음주, 휴일·주간 취침을 금하고 금연에 도움이 될 수 있는 운동을 시작했어요. 금연에 성공하기 위해서는 마음의 자세도 중요하지만 그보다도 일상생활을 뒤돌아보고 비록 즐겁고 유익한 취미라고 생각되더라도 금연에 방해가 될 수 있다면 먼저 정리하는 것이 좋을 것 같아요. 희생 없이 좋은 결과를 기대하는 것은 과욕이 아닐는지….

난 이래서 담배를 끊었다

성공하고 싶어서

빨리 늙지 않으려면

죽을까봐 겁나서

내 몸에 진 빚 갚아야지

아버지의 전철을 안 밟으려면

사랑스런 가족을 위해

정말 자존심 상해서

자꾸 오르는 담뱃값

담배 속에 독극물이…

모정의 힘으로다가

담배회사, 이게 날 갖고 놀아?

삶을 진지하게 살고 싶다면

27년 동안 동고동락했던 담배와 헤어진 지 꼭 24일째 되는 오늘입니다. 지금까지 최장 금연 기록은 3일이었습니다. 시도는 세 번 정도…. 매번 실패하다 이번에는 정말 해내고 있습니다.

'성공(???)요인이 무엇일까?' 하고 생각해 보곤 합니다. 결론은 아무래도 금연동기에 있었던 것 같습니다. 과거의 금연시도는 '건강을 위해서'가 가장 큰 이유였습니다. 하지만 이번에는 달랐습니다.

제 생활이란 게 매일 술 마시고 담배 피고 TV만 보고 회사 일도 무작정 열심히만 하고 젊었을 때의 가치관은 이젠 희미해져 기억조차 나지 않고…. 이렇게 가치 없이 그저 살아가는 저를 나이 45세가 되어서야 문득, 아니 심각하게 되돌아보게 되었습니다. 그리고 이렇게 살아서는 안 되겠다는 생각이 들었습니다.

우선 내 자신과의 싸움부터 이겨야겠다는 생각을 했습니다. 그래서 금연을 선택했습니다. 삶을 진지하게 살고 싶다면 내 자신을 이겨내야 하는데, 그러기 위해서는 먼저 금연의 벽을 넘지 않고서는 불가능하다는 것이 그 이유였습니다.

'인생에 대한 희망과 자신감 회복….'
무엇보다 지금의 저에게 중요한 단어입니다.

요즈음 많은 부분에서 변화가 일고 있습니다. 자제력, 세상의 아름다움에 대한 재인식, 가족의 의미, 무엇보다 단 한 번 밖에 주어지지 않은 나의 삶의 소중함…, 그리고 더불어 살아가는 삶 등 조금씩 진지해져 가고 있습니다. 금연이 가져다주는 소중한 선물입니다. 여러분도 꼭 금연에 성공하시길 바랍니다. 저는 "금연 실패는 곧 인생 실패다"라고 굳게 다짐하고 있습니다.

ID : donlee

성공하고 싶어서

금연을 못하는 가장 큰 이유는 주변에 담배나 흡연자가 있기 때문입니다. 저 사람은 즐겁게 피우는데 왜 나는 금단현상으로 이 고생인가 하는 마음이 들기 때문입니다.

전 사실 금연한 지 일주일 된 초보 회원입니다만, 얼마 전 중국 출장을 다녀와서 끊었습니다(아직은 패치 부착 중…). 현지 기업인 중 한 명이 제가 담배 피우는 걸 보더니 이런 말을 하데요.

'高處不勝寒(까오추 뿌청한)'

그분 얘기가 '높은 곳에 올라갈수록 추위를 이길 수 없다'라는 뜻의 중국속담이랍니다. 다른 뜻으로는 '높은 목표를 가진 사람일수록 외롭게 싸워야 한다'라는 뜻도 있답니다. 근데 그게 담배하고 무슨 상관이냐 하고 물으니깐 대답이 참 걸작입디다. 그분 왈!

"내가 아는 성공한 사람들 중엔 흡연자가 없습니다. 그러나 대부분이 피웠다가 끊었던 사람들이지요. 그만큼 자신과의 싸움, 외로움과의 싸움에서 이길 수 있어야 인생의 더 큰 승리를 얻을 수 있다고 저는 믿습니다."

전 그분의 말을 냉소적으로 비웃었습니다. 그러나 돌이켜 생각해 보니 제 자신이 참 비참하더군요. 공항에 도착하자마자 담배부터 빨고 있는 내 모습과 재떨이 근처에 모인 나와 비슷한 사람들과의 머쓱한 눈 마주침들.

여러분, 사회에서 성공을 원하시죠? 회사에서 승진하길 꿈꾸시죠? 행복한 가정을 꿈꾸시죠?

저는 외로운 싸움 없이 그런 것들을 절대로 획득할 수 없다는 생각이 들었습니다. 생각해 보니 제 주변의 성공한 분들을 보면 대부분 금연경험이 있더군요. 너무 거창한 얘기를 올린 것 같습니다만 나름대로 참조들 하세요. 저도 외로움과의 싸움에서 이기고 사회에서 성공할 것입니다. 파이팅!

🔊 ID : 서성원

담배냄새 때문에

며칠 전 지하철을 타고 가는데 제 옆에 한 아가씨가 앉아 있었습니다. 그런데 그 아가씨에게서 나는 담배냄새가 마치 장마철에 시궁창 냄새나듯이 심하더군요. 여성 흡연자의 경우 화장실 같은 곳에서 흡연을 많이 해서 그런지 남성 흡연자보다 냄새가 더 심하다고 생각되었습니다.

제가 잘 아는 이발사 한 분이 말씀하시기를, 머리카락에서도 담배냄새가 많이 난다고 하시더군요. 제가 느끼기로는 와이셔츠를 벗을 때 피부, 특히 겨드랑이 부분에서 제일 심하게 나더군요. 또 스킨스쿠버를 하는 친구 이야기로는, 흡연자의 잠수복에서는 형언하기 어려운 지독한 냄새가 난다고 하던데….

금연한 지 한 달 정도 지나면 냄새는 어느 정도 정리됩니다. 한 달이 지나지 않으신 분들 중에 담배냄새를 빨리 없애고 싶으신 분은 땀이 날 정도로 운동을 하십시오. 입냄새 제거에도 효과가 있습니다. 두 달 정도 지나면 눈에 섰던 핏발이 서서히 줄어듭니다. 그리고 주변 사람들에게 피부가 좋아졌다느니, 보기 좋다느니 하는 말들을 많이 듣게 됩니다. 그만큼 건강이 좋아졌다는 증거겠지요.

ID : xsmoke

외국 바이어 접대시 에티켓

저는 몸에서 담배냄새가 너무 많이 나는 바람에 상대방에게 불쾌감을 줄 수 있다는 사실을 알았기 때문에 금연을 시작했습니다. 업무상 손님을 접대할 때 특히 외국인들의 경우에는 더 기분 나빠한다고 합니다. 저희 거래선 중에 저와 비교적 친한 일본인 친구가 있는데, 그 친구가 저에게 "담배냄새가 너무 심하니 담배를 끊든지, 샤워를 자주 하든지, 향수를 사용하든지 하라"고 충고를 하더

군요. 제 몸에서 담배냄새가, 그것도 절어서 썩은 듯한 냄새가 난다
는 사실을 그 때 처음으로 알았습니다.

제가 필 땐 몰랐는데 남이 피우니까, 저 역시 담배냄새가 불쾌하더
군요. 그리고 흡연자들에게서 나는 냄새 또한 역하다는 것도 느낄
수 있었구요.

ID : 힘드미

빨리 늙지 않으려면

며칠 전 신문에서 봤는데 담배를 피우면 얼굴이 많이 늙는다고
하더군요! 담배를 끊으면 진짜 피부가 엄청 좋아져요. 글구 샤워하
고 났을 때의 비누 향기도 오래가구요. 빨리 늙는 건 싫으니까 젊어
지기 위해서라두 우리 금연합시다.

며칠 전 제 방을 대청소하는데 3년 동안 한 번도 닦지 않았던 큰
액자를 걸레로 닦았더니 글쎄 누르틱틱한 때가 나오더라구요…. 그
게 바로 담배 니코틴이겠지요. 생각해 보니 담배를 피면 체내에 그
런 니코틴이 쌓인다는 얘기잖아요! 정말 소름끼치지 않아요? 내 몸
속에 하얗지도 않은 누르틱틱한 니코틴이 밴다는 게…, 내 자신한
테 너무 잔인한 것 같다는 생각도 들더라구요. 빨리 끊어요, 담배!

ID : someone

남자로서, 이렇게 살믄 안 되는데

정말 끊고 싶다는 생각을 매일 같이 하면서 살아왔다. 그러나 정녕…. 흑흑 ㅠㅠ 이젠 성기능도 옛날 같지 않고 머리도 잘 안 돌아간다. 이러다간 끝장이단 생각이 든다. 회사에서도 별 볼일 없는 놈이 되고, 애인한테서도 버림받는다면…, 평생 남 밑에서 삥이쳐야 한다는 생각이 날 짓누른다….

ID : 한흡연자

죽을 때까지 남자로 살고 싶다

우스운 일이라고 생각할지도 모르지만 정력이 줄어든다는 건 정말 심각한 일이다. 그런데 바로 담배가 건강과 남자다움을 파먹고 있다. 조금만 운동해도 지칠 뿐만 아니라 남자로서의 패기도 없어진다. 또 기침을 자주하고 가래가 들끓는 등 남자체면이 말이 아니다.

이 글을 보고 계신 분들은 애인이나 아내가 있을 텐데, 아마 니코틴 냄새가 남성적이라 좋다고 생각할 여인은 없을 것 같다. 나도 끊고 보니 아무리 순한 담배라도 니코틴 냄새만큼은 강하다는 걸 알았다.

미국 금연광고의 '흡연은 남성의 발기부전까지 유발한다'는 광고는 섬뜩하게 한다. "만약 이 일이 나한테도 일어난다면?" 아마도 담배를 안 끊는 남자는 없을 것이다. 나는 담배 때문에 폐암에 걸려 수술대에 누울 생각을 하고 나서 끊을 결심을 더욱 했다. 이 생각은 아주 금연하자는 마음에 결정적인 역할을 했다.

◀)) ID : fexy

쇼생크 탈출과 금연

〈쇼생크 탈출〉. 이 영화 잘 아시죠? 정말 감동적인 영화지요. 전한 다섯 번은 본 것 같습니다. 그런데 영화 자체로는 금연에 그다지 도움을 주는 것 같지는 않습니다. 담배 피는 장면이 정말 많이 나오거든요. 근데…, 영화를 보다보면 자유를 갈망하고 결국에는 성취하는 주인공의 모습이 많은 금연자들의 모습을 연상케 하더군요.

수많은 좌절 속에서도 묵묵히 20년간 굴을 파나가 결국 탈출에 성공하는 주인공(역시 그런 사람답게 담배도 안 피더군요)의 모습은 금연을 결심하고도 계속 실패하고 좌절하는 저에겐 너무나 멋져 보였습니다. 반면 한 노인은 감옥생활에 너무나 길들여진 나머지, 가석방 후에도 적응하지 못하고 오로지 감옥으로 돌아갈 생각만 하다가 자살하고 말지요. 이 역시 오랜 세월 동안의 흡연에 너무나 길들여져, 금연이라는 자유세상 속에 있으면서도 여전히 불안해하고 담배만 생각하고 있는 금연 실패자들의 모습을 연상케 합니다.

담배끊는 일을 너무 거창하게 비유한다고 생각하시나요? 아마 금연이 얼마나 힘든지 경험해보신 분이라면, 담배의 유혹이 얼마나 강한지 느껴보신 분이라면 그런 생각 안 하실 겁니다. 정말 금연이란 담배라는 보이지 않는 감옥에서의 해방과도 같습니다. 자유를 얻는 그 날까지 노력합시다.

ID : yjcjh

죽음 아니면 금연

2001년 9월 1일, 의사의 결정적 오진.

"내시경 외부 검사 소견 — 암."

그 때는 정말 하늘이 노랬다. 나의 사랑하는 아들과 딸이 먼저 떠오르고 항상 내 편인 나의 아내가 불쌍하다는 생각이 들었다.

그 후의 정밀검사 결과 다행히도(?) 위궤양, 위염, 역류성식도염 등 위에서 발생할 수 있는 모든 병마가 나의 위에 있는 것으로 판명되었다.

살고 싶어 2개월 15일간의 금연! 그러나 완쾌 진단에 가장 먼저 찾은 것은 아들도 딸도 아내도 아닌, 그동안 나를 가장 힘들게 했던 바로 그 담배…. T.T

난 또 담배라는 강력한 상대에게 KO패 당했다. 자존심이 무지 상하고 다시 건강이 나빠지는 것 같아 다시 한번 금연을 결심하게 되었다. 이제 죽음 아니면 금연 밖에 없다. 싸우자! 이기자!

ID : 왕새우

동서의 죽음

얼마 전 저의 손위동서가 죽었습니다. 저보다 한 살밖에 더 먹지 않았는데요, 40대 초반에 한 많은 생을 마감했습니다. 과로로 인한 스트레스와 술·담배의 남용 때문이었죠.

작년, 직장 정기검진에서 간에 이상이 있음을 안 후 6개월 정도 온갖 용한 데를 다 찾아다니다가 얼마 전 대학병원에서 눈을 감았죠. 병명은 간경화였어요. 그렇게 건강하던 사람이 간경화라니 믿어지지 않았지만, 간은 80%가 망가져도 제 기능을 한다니 참 놀라울 따름이죠. 참고로 말씀드리자면 이 호걸풍의 사나이는 "인명은 재천"이라고 굳게 믿으면서 거의 매일 소주 1병과 담배 1갑을 낭비하였음.

입원 중 가끔 가서 문병을 했는데요, 날이 갈수록 수척해지는 손위동서의 모습에 정말이지 눈물이 나옵디다. 육체가 병들면 마음도 약해지는지 그렇게 당당하던 사람이 어찌나 나약해지고 수줍어하던지요. 글쎄 동서가 혼자 화장실을 못 가서 한 번 데리고 갔더니 몇 번이나 미안하다고 하는 거예요. 어깨동무하고 술 마시러 다닐 때 이놈저놈 하던 기백은 다 어디로 갔는지….

죽기 얼마 전엔 제 손을 꼭 잡고 초등학생인 어린 두 아이를 부탁하더군요. 저도 모르게 같이 울었습니다만, 그 양반 소원이 두 아이 모두 술·담배 절대 안 하는 거라더군요. 사실 그건 돌아가신 그 양반 부모님의 유언이었거든요. 본인도 부모말씀 어기고 젊은 혈기

181

에 휘둘리다가 이제 기운이 다 빠지니까 어른 말씀이 생각난 모양이었어요. 사실 부모 치고 이 다음에 자라서 술, 담배 많이 하라고 가르치는 분이 계실까요? 본인들이 경험해 보니 좋지 않으니까 자식에게 알려 주는 것 아니겠어요? 그런데 아쉽게도 그 말을 듣는 자식이 있나요? 참 안타까운 노릇입니다.

우리는 보통 건강할 땐 건강의 고마움을 모르죠. 그러다가 이상이 생겨야 비로소 신경 쓰는데, 우리 몸은 원래 우직해서 혼자 해 보려구 해 보려구 하다가 자빠지기 때문에 '아차' 하면 이미 손쓸 도리 없이 되는 수가 많죠. 그러니까 건강은 건강할 때 지키라는 겁니다. 괜히 나온 소리가 아니에요. 이 세상 속담이나 격언 치고 쓸데없는 말 하나도 없어요.

 ID : ljskhn

잇몸이 절단나서요

어떡하다 보니 금연한 지 벌써 1개월이 지났습니다.

지난 1월 30일, 동네 치과에서는 안 된다고 큰 병원으로 가서 진찰 받으라기에 아픈 잇몸을 감싸고 대전에서 제법 큰 병원을 방문한 결과…, 제 나이 이제 30임에도 불구하고 의사 선생님 왈,

"정말 30 맞으세요??? 잇몸은 50대인데…."

"헉! 맞습니다."

"담배 많이 태우시죠? 끊으셔야겠네요. 그리고 잇몸 수술하셔야 합니다. 4번(좌우, 상하)하시고 앞니는 따로 치료하십시오."

"네."

이게 그 날 병원에서의 대화입니다. 지금은 좌우 위쪽 잇몸 수술을 한 상태고, 아직 2번 더 남았습니다. 잇몸 수술이란 게 마취하고 잇몸을 절개해서 염증을 제거하고…. 으…, 그 속에 인공 뼛가루를 넣는다나…. 제 경우는 제가 이를 잘 관리 못한 탓도 있지만 담배도 많은 영향을 주었다고 하더군요. 아…. 그래서 하루종일 엄청 고민하다 2월 2일부터 끊었습니다.

열분들…, 전 아직도 좌우 아래쪽의 2번의 수술을 남겨놓고 있답니다. 지금은 오른쪽 위의 실밥풀기를 기다리고 있는 상태이구요.

전 10년 이상 한 갑에서 한 갑 반 정도씩 하루도 빠지지 않고 담배랑 키스를 했죠. 그 덕에 이렇게 돈 날리고 고통 참아야 하고…, 으~~~~~~~~~~~.

덕분에 담배는 별 생각 없이 참을 수 있었습니다. 아직 초보 단계지만 잇몸 치료가 4월이 넘어야 한다니 그 때까지는 최소한 금연에 성공할 수 있을 것이고 앞으로도 꾸준히 끊으려고 합니다….

여러 흡연자 여러분들과 담배를 끊으려고 결심하신 모든 분들!! 잇몸 관리 잘하십시오. 니코틴은 잇몸의 가장 큰 적이라고 하더군요…. 꼭 성공해서 몸 튼튼, 이도 튼튼…. 파이팅!

죽을까봐 겁나서

고2 때부터 담배를 핀 27살의 회사원입니다.

담배 때문에 천식에 걸려 잘 낫지도 않을 뿐더러 숨도 잘 못 쉬어, 몇 년 전에는 호흡곤란으로 밤에 응급실에 실려가곤 했습니다.

달리기나 유산소운동을 하면 기관지에서 소리가 나면서 호흡이 곤란해지고, 알레르기 때문에 맨날 숨도 잘 못 쉬며 감기도 자주 걸립니다. 감기에 걸리면 기관지에 염증이 나는 바람에 매우 아프고 숨도 잘 못 쉬어, 기관지 확장제가 없으면 어디 가지도 못합니다.

이러다가 폐암 같은 걸로 곧 죽을까봐 겁납니다.

친구의 폐암

금연을 시작한 지 한 달쯤 됐을 때 아주 충격적인 소식을 들었습니다. 제 나이가 이제 마흔 넷인데 한 친구가 폐암에 걸렸으니 동창들이 돕자는 모임을 가지자는 것이었습니다.

참으로 어처구니가 없었습니다. 아니 벌써 우리 나이에 암으로 자빠지는 친구가 생기다니, 아직도 할 일이 너무 많은데 벌써 이리 되다니… 정말 기분 찝찝합니다.

골프도 잘 치고 무척 건강한 친구였는데, 겉으로 보이는 건장한 모습은 암이라는 적 앞에서만큼은 무기력했습니다. 그래서 새롭게 폐암에 관심을 가져보니, 암 중에서도 아주 무서운 암이 바로 폐암이더군요. 특히 소세포 폐암은 수술도 할 수 없고 발병 후 2년 내에 90%가 사망하는 암이더군요. 흡연자의 폐암 발병 빈도는 정말 높았습니다.

죽음이 두려워서가 아닙니다. 사람이면 다 맞이하는 죽음이니, 기왕이면 깨끗한 죽음이어야지 고통을 받으며 몸부림치면서 죽는 죽음이라면 너무 불쌍하지 않은가…. 또 그 고통과 죽음을 지켜보는 남겨진 아내와 자식의 고통은 너무 가슴이….

친구들 모임에서도 반응이 다양합니다. 강호제현 여러분, 더욱 금연의 의지를 다집시다.

🔊 ID : haytal

내 몸에 진 빛 갚아야지

누가 지금 당장 당신의 수명 중 1시간만 달라고 하면, 당신은 주겠습니까? 아마 상대방을 죽이려고 달려들 겁니다. 그런데 우린 지금까지(금연 전까지) 아무 생각 없이 흡연으로 자신의 생명을 태워왔습니다. 그 독약을 나누어 마시면서도 건강하기를 당연하게 생각해 왔습니다. 진정 내 몸이 무엇을 바라는지 전혀 무시하고 살았습니다.

그래도 지금까지 이렇게 살아 있음은 내 몸이 나를 배신하지 않

185

았기 때문입니다. 참 고맙지요. 그런 몸에게 용서를 구하고 감사해야지요. 그런 걸 생각하면 지금도 한 개비를 떠올리는 자신이 얼마나 한심한 존재인지를 알겠지요.

몸이 진정으로 원하는 것이 무엇인지를 생각하세요. 그것이 지금까지 지은 죄를 속죄하는 길임을 아셔야 합니다. 몸에게 지은 빚 갚아갑시다, 양심적으로.

ID : 폐활량

아버지의 전철을 안 밟으려면

제 어린 시절의 기억 속에 아버지는 항상 담배를 피웠습니다. 그런 아버지의 모습이 어린 마음에 멋져 보인 나머지, 나도 이담에 크면 담배를 피워야지 라고 생각했을 정도였죠.

세월이 흘러 제가 군대에 있을 때 아버지는 심한 기침(만성 천식)으로 인해 병원에 장기 입원하시길 여러 번, 그 후엔 담배를 끊으시더라구요. 그렇게 시작한 금연 기간이 10년은 넘었답니다. 그런데 작년 여름에 속이 아프다고 하셔서 병원에 모시고 갔더니 무슨 담낭염이라고 하더군요. 그래서 수술을 하셨는데, 수술 후에 의사가 우릴 부르더니 담낭뿐 아니라 췌장과 위 바깥부위에 암세포가 전이되어 손을 쓸 수조차 없다고 하더군요. 시한부 기간은 3~6개월이라 하구요. 그래서 제가 물어 보았답니다. 그런 병은 왜 걸리는 것이냐구요. 그랬더니 의사 왈, 담배가 주원인이라 하더군요.

그래서 "아버지는 담배 안 피신지 10년도 넘었는데요"라고 했더니, 암이란 놈은 20~30년 정도 지나야 나타난다고 하더군여. 참 어이가 없더군요. 하늘이 노랗고 정신이 번쩍 들더군요. '아, 담배란 놈 진짜로 독하구나'라고 말입니다. 그래서 그 때부터 결심하고 저도 담배를 끊었답니다.

첨에는 무슨 보약이라도 되는 듯 아버지는 열심히 진통제를 드시더군요. 하루가 지나고 이틀이 지날수록 달라지시는 아버지! 참 '인생이란 이런 건가' 하는 생각이 들더군요. 그러다가 2개월이 지나면서부터 아버지의 고통은 말이 아니더라구요. 정말 옆에서 지켜보기조차 싫은 고통 그 자체더군요. 특히 췌장암은 더욱 고통스럽답니다. 나중에는 약국에서 파는 진통제라고 하는 주사약을 썼는데 실은 마약이 들어 있다는군요. 그러나 임종일 몇 주 전부터는 그 주사도 고통을 덜어드리진 못하더군요.

태어나서 처음으로 아버지의 고통 어린 울음소리를 들었답니다. 그 때의 끊어지는 아픔이란 말로 다 형언할 수가 없습니다. 아버지는 그렇게 고통 속에서 가셨습니다.

그래서 저는 생각했습니다. 아무리 좋은 약 먹어본들 소용없고 그보다는 담배란 놈을 내 주변에서 아주 사장시켜 버리겠다구요. 중간에 여러 번 시행착오를 거쳤습니다. 이제야 정신을 차렸지만 (35일째) 금연보다 더 좋은 보약 있다면 연락주세요. 아마도 없을 겁니다. 추가한다면 운동을 병행하면 더욱 좋겠지요?

187

그리고 또 한 가지 덧붙인다면, 사람이 태어나고 죽는다는 것은 기정사실이지만 어떻게 죽음을 맞이하느냐도 사람이 살아가면서 해야 할 큰 걱정이라고 생각합니다. 금연하세요. 쓸데없는 병원균을 키우는 우를 범하지 마세요. 지금 저도 금연을 실행 중이고 앞으로도 계속 금연하려 합니다.

🔊 ID : 지현이 아빠

사랑스런 가족을 위해

금연한 지 40일 되었습니다. 이제 한 개비의 유혹을 뿌리친 얘기를 할 수 있겠군요. 저는 마흔 셋이고 두 아이의 아비입니다. 25년간 담배를 피웠습니다. 끊기로 마음먹은 시점에서는 하루에 두 갑씩 피웠습니다.

아침마다 화장실에 가서 가래를 뱉어내느라 고생하고, 정말로 기관지가 안 좋아지고…. 이러다가 토끼 같은 새끼들 두고 가는 건 아닌가 하는 생각이 불현듯 들었습니다. 그 날 오후, 아무한테도 얘기를 안 하고 금연을 시작했습니다. 그리고 40일이 흘렀습니다.

금단현상이요??? 말도 못했습니다. 그러나 짧은 인생에 한 여자의 남편이고, 두 아이의 아비가 되어 무책임하게 계속 살아간다는 것이 너무도 부끄러워 가족에 대한 애틋함을 행동으로 보여 줄 수 있는 나의 의지를 시험해 보고 싶었습니다….

금연은 정말 힘듭니다. 그러나 한 번쯤 소중한 가족에 대한 나의 사랑을 금연동기로 부여하는 것도 좋은 기회가 된다고 생각합니다.

작은 놈이 기관지가 안 좋아 매일 병원에 다녔는데 집안 공기가 좋아지고 나서부터는 기침도 안 하고 아주 좋습니다…. 그동안 내가 저지른 만행(?)을 생각하면 지금도 가슴이 아픕니다. 금연하시는 분들께 도움이 되었으면 해서 한 글 써 보았습니다.

ID : 절때그면

정말 자존심 상해서

담배 한 개비가 저에게 속삭입니다.

"나의 전신을 불살라서 당신을 꼬질러 드릴께요."

담배 한 개비의 가치는 겨우 30~40원. 세금 빼면 10원 정도 될까?

겨우 10원의 가치 밖에 되지 않는 게 나의 의지와 자존과 인생을 유혹합니다.

정말 웃기지도 않는 자식.

ID : younteo

자꾸 오르는 담뱃값

앞으로 십 년 동안에 내가 쓰게 될 담뱃값을 계산해 보았다….

담뱃값은 매년 인상된다, 나라에 등쳐먹는 XX들이 많기 땜에.

하루에 디스 한 갑씩 핀다고 가정하면,

1년차 디스 한 갑 1,500원 기준 ─ 540,000원

2년차 디스 한 갑 1,600원 예상 ─ 584,000원

3년차 디스 한 갑 1,700원 예상 ─ 620,500원

4년차 디스 한 갑 1,800원 예상 ─ 657,000원

5년차 디스 한 갑 1,900원 예상 ─ 693,500원

6년차 디스 한 갑 2,000원 예상 ─ 730,000원

7년차 디스 한 갑 2,100원 예상 ─ 766,500원

8년차 디스 한 갑 2,200원 예상 ─ 803,000원

9년차 디스 한 갑 2,300원 예상 ─ 839,500원

10년차 디스 한 갑 2,400원 예상 ─ 876,000원

모두 합하면, 711만 원.

결코 적은 액수가 아니다. 대충 1년에 100원씩 오른다고 가정했지만 실제로는 그 이상 인상될 걸로 생각된다. 그럼 금연할 경우 거의 천만 원에 육박하는 거액이 공돈으로 들어온다???

 ID : 무위자연

담배 피는 시간이 아까워

하루에 피는 담배 ─ 30개비(저의 경우).

한 대 피는 데 걸리는 시간 ─ 5~10분.

하루에 담배 피는 시간 — 30개비×5~10분=150~300분.

시간으로 환산하면 2시간 반에서 5시간.

정말 엄청난 시간입니다. 이 시간에 운동을 하거나 책을 읽으면 아~~.

운동하는 데 책 읽는 데 시간 없다는 핑계 대시는 분, 금연하세요. 시간이 남아돕니다. 술까지 안 마시면 시간이 남아서 주체를 못합니다. 돈 낭비, 시간낭비, 건강파괴. 흡연은 미친 짓입니다. 선택은 알아서 하세요.

🔊 ID : 금강

담배… 집착… 중독… 마약

한 개비의 담배는 또 다른 한 개비의 집착을 야기시킨다. 이런 식으로 영원한 집착을 야기시키고 급기야 통제불능상태에 빠지는 것이 바로 중독이다. 불가에선 "마음의 평화를 얻기 위해서는 집착을 버려라"는 가르침을 내세운다. 또 '버리는 것이 얻는 것이다' 라는 역설적인 표현을 한다. 생각해 보니 비단 흡연만이 중독인 것 같진 않다. 어느 대상에 집착을 갖는 것, 그래서 그로 인해 마음의 평정을 잃는다면 그것도 일종의 중독이 아닌가 생각해 본다.

예전에 알던 한 외국친구가 담배 피는 나를 보고 이렇게 말했던 기억이 난다.

"Don't poison yourself."

참 맞는 말이다. 어찌 보면 흡연은 하나의 범죄 행위다. 자신에게 행하는 유일한 범죄 행위. 당신의 전과는 얼마나 되는가? 아마도 나는 수십 전과는 되리라 본다. 이제 흡연이 일종의 정신병으로 취급되고 니코틴 중독의 부작용이 사회 전반적으로 확대되면, 흡연도 다른 마약처럼 진정한 범죄 행위(?)로 취급될 날이 멀지 않을 것이라는 생각을 해 본다. 집착을 끊자.

ID : signal73

담배 속에 독극물이…

한 1년 전쯤에 갑자기 허리가 아파오더라구여. 통증이 갑자기 올 때마다 병원에 갔는데 의사가 말하기를, 평소에 올바른 자세를 유지하라구 하더라구여. X-ray를 찍어봐도 척추에는 별 이상이 없다고 하면서, 소화기 계통이 안 좋아도 허리에 갑자기 통증이 올 수가 있으니 담배를 줄이라구 하더군여.

그래서 생전 처음으로 담배를 줄이기로 결심을 했지여. 이렇게 담배 좀 줄이구 생활하다가 몸이 좀 괜찮아지면 다시 담배를 쭉~ 필 생각이었는데…. ㅎㅎㅎ

그러다가 문득 인터넷을 하다가 검색창에 흡연이란 단어를 쳐보았더니 흡연에 대한 자료가 무지 많더군여. 담배가 몸에 해로운 줄은 알았지만, 담배 속에 들어 있는 그 수많은 물질들을 보구 경악을 금치 못했습니다.

고분자학과를 졸업한 저로서는 실험실에서 실험을 할 때 맹독성 물질로 분류했던 상당수의 물질들이 담배에 그렇게 많이 들어 있을 줄은 생각지도 못했거던여…. ㅎㅎㅎ

아무튼 평소에 고집도 센 편이구, 의지도 강하기로 어느 정도 자부한 저로서는 이 때 담배를 끊기로 결심을 했지여. 금연한 지 한 달이 다 되어 가네여.

◀)) ID : 까시

"저런 무식한 XX가 있나!"

제 아내는 임신 중입니다. 한 10일쯤 있으면 아이를 출산합니다.

얼마 전에 태어날 아기와 아내를 위해서 기분전환도 할 겸, 집 근처에 있는 공원에 산보를 나갔습니다. 제법 울창한 숲에 파란 잔디도 있더군요. 만삭의 아내는 오래 걷기가 힘에 부치는 듯 얼마 걷지 않아 벤치에 앉자고 하더군요. 낮에는 더웠지만 저녁이 되니 시원한 바람도 불고, 파란 잔디며 나무를 보니 기분도 좋아지고….

이 때 담배 한 대가 생각났습니다. 그래서 무심코 담배 한 대를 꺼내 물었더니 옆에 앉아 있던 아내가 보이더군요. 그래서 아내가 앉아 있는 쪽의 반대편을 향해 담배연기를 내뿜고 있었습니다. 그런데

"이런 무식한 XX가 있나!!"

193

하는 소리가 저쪽에서 들리더군요. 느낌이 이상해서 소리나는 쪽으로 고개를 돌려보니 연세가 한 70쯤 되어 보이는 어르신이 화가 난 표정으로 한마디 더 하시더군요.

"임신한 지 마누라 곁에서 딴 놈이 담배를 피면 말려야 할 텐데, 보아하니 남편되는 놈인 듯한데 지 마누라 곁에서 담배를 피워!!! 그것도 금연 구역인 공원에서!"

순간 황당하기도 하고 창피하기도 하고…, 암튼 별별 생각이 다 들더군요. 얼마쯤 지났을까…, 호통치시던 어르신은 자리를 떠나셨고 아내를 보니 어색한 표정으로 저를 보고 있더군요. 집까지 아무 말도 하지 않고 왔습니다. 분하다는 생각보다는 창피하단 생각이 더 들더군요. 습관적으로 다시 담배 한 대를 물었습니다.

"아직도 담배를…." 아내가 나직이 속삭였습니다. T.T

밤에 잠을 청할 수가 없었습니다. 담배 한 대 때문에 당한 망신에 분하기도 했고, 그 어르신이 밉기도 했고, 아내 보기에 창피하기도 했고, 뱃속에 있는 아기한테 뭐라 할 말도 없고…. 밤새 결심하고 아침에 나직이 아내에게 속삭였습니다.

"나 오늘부터 무식한 놈에서 벗어날 거야. 나와 우리 가족을 위해서…."

벌써 10일을 향해서 달려가고 있습니다. 매 순간 순간 흡연의 욕구와 힘겹게 싸우고 있습니다. 앞으로도 더 싸워야 합니다. 완전 절연이 될 때까지 계속될 싸움입니다. 외롭고 힘들 때 많은 도움 부탁드립니다. 그리고 모두 금연에 성공하시길 기도합니다.

모정의 힘으로다가

저 지금 3일째 금연하고 있습니다.

임신 전, 하루 열 개비 정도 피웠다가 임신 사실 안 후로 금연했드랬죠. 근데 출산 후 육아 스트레스가 장난이 아니더군요. (그건 핑계고 열 달 동안 담배 끊었던 거에 대한 보상심리랄까?) 암튼 한 달만에 한 개비, 두 개비 하던 것이 어느새 다섯 개비 이상이 되었더군요.

목도 아프고 베란다에 나가서 쭈그리고 앉아서 피는 것도 그렇고 냄새 땜에 옷 갈아입는 것도 귀찮고 양치질을 하도 많이 해서 잇몸이 다 헐고…. 이득 되는 게 하나도 없다는 것을 이제서야 깨달았죠. 가장 중요한 건 창 틈으로 새어 들어오는 담배연기를 혹시라도 울 아기가 마셔서 건강에 해롭지는 않을까? 하는 걱정이 다시 한번 금연을 시도할 수 있도록 해줬답니다.

정말 생각할수록 백해무익한 담배!! 이 지긋지긋한 담배!! 뭐가 그리 좋다고 십 년 이상 곁에 두고 있었을까? 이제 정말로 종신금연하고 싶습니다. 울 아기 사랑하는 맘으로 꼬옥 금연에 성공하렵니다.

그 놈이 날 속였어

4일 전 새벽. TV에서 담배의 피해 사례(중간에 봐서 프로그램 이름도 모름)를 방영하고 있길래 '에구~, 나도 언젠가는 끊어야지' 하는 예사로운 마음으로 시청하고 있었어요. 가끔씩 방영되는 내용이긴 했지만 그 날 따라 내용이 절실하게 느껴지면서 더 이상 '언젠가…' 라는 기약 없는 다짐이 아닌 지금 당장도 너무나 늦은 것 같아 답답할 정도였어요.

　그동안 나의 흡연으로 알게 모르게 피해를 받고 있던 아이들에게 가서(자고 있었지만) 진심으로 사과하고 아이들에게 금연을 다짐했답니다. 그리고 담배 두 갑을 몽땅 분질러 화장실 변기에 버리고 아무렇게나 부서져 수북하게 떠 있는 담배를 보며 생각했지요.

　'그동안 그 누구보다도 항상 내 곁에 가까이 있으면서 심심할 때, 괴로울 때, 외로울 때, 심지어 아플 때까지도 나를 위안해 주던, 아니 위안해 주는 척하며 나를 갉아먹고 있었던, 그것도 모자라 뻔뻔스럽게도 내가 사랑하는 아이들까지 노리고 있었던…, 너! 머릿속에서 널 떠올리지 않고는 단 몇 시간도 못 배기도록 노예로 만들어 날 야금야금 갉아먹으면서 내 인생을 찌든 연기와 냄새로 더럽혔지. 담배 넌! 악마야!

　네게 복수할 방법이 끊는 것밖에 없다는 게 너무 억울하지만, 할 수 없지. 이제라도 너를 떠나보내는 내가 너무 자랑스럽고 뿌듯하다!!'

　그리곤 변기 물을 내렸어요. 그 후로 다시는 담배와 만나지 않았어요. 불쑥불쑥 그 못된 담배와의 추억이 떠오르면서 그리워지기도 합니다. 참 한심하죠? 그치만 결코 좋은 추억이 아니기에 날 기만한 담배를 다시 한번 또 증오하고 그 놈에게 속고 산 나를 다시 한번 위로하고 격려하고 있답니다.

내 인생에서 가장 화려하고 건강해야 했던 젊은 시절을 담배의 노예로 살았고, 또 편안하고 안락해야 할 나의 노년을 각종 암들에게 헌신할 뻔했지만 다행스럽게도 이제야 자유로워졌습니다. 내가 다시 해이해져 '아~~ 실패했어. 한 대 피고 말았어…' 하는 끔찍한 일은 일어나지 않을 거라 다짐해 봅니다. 아니 이렇게 다짐하는 것조차 그 놈(담배)에게 지는 것 같아 화가 납니다. 난 절대 그 놈과 상종하지 않을 겁니다.

 ID : 담배뚝

담배회사, 이게 날 갖고 놀아?

금연을 결심하고 실행에 옮긴 지 어느덧 12일째가 흘렀군여. 첨엔 왜 이리도 힘든지…. 이것을 꼭 해야만 하나, 한 대만 피우고 다시 시작할까… 등등, 여러 가지 생각에 할 일을 제대로 못했답니다. 하지만 지금은 제 생활에 약간의 변화가 생긴 것 같습니다. 먼저 금연을 시작하고 금연나라시민연대에서 활동 중인 여러 선배님들의 조언을 듣고 담배에 대해서 공부하기 시작했으니까요.

아직도 계속 공부 중에 있지만 혹시 지금 금연하고 계신 분들, 담배에 대해 얼마나 알고 계신지 궁금하군여. 일반적인 몸에 안 좋다는 것 말구여. 사실 저도 깜짝 놀랐답니다.

우린 지금 세계 2위의 흡연율을 자랑하고 있는데, 선진국은 지금 담배를 추방하기 위해 매우 부단히 노력들 중이란 걸 아시는지 모르겠습니다. 그런데 우리나라에서는 담배의 성분을 조작하고, 청소년과 부녀자의 흡연율을 조장하는 등등…. 이러한 사실들을 접하게 된 저는 한 대의 유혹이 절 찾아오면 속으로 외칩니다.

"나뿐 넘의 담배회사들, 이런 식으로 나를 갖고 놀아??" 하면서여.

그렇게 하면 언제 그랬냐는 듯이 담배에 대한 생각이 싹 사라진답니다. 새로 금연에 도전하는 여러 회원님들도 담배에 대해 다시한번 공부해 보세여. 몰랐던 것을 알게 되면서 정말 담배회사가 그렇게 미워질 수 없답니다.

금연, 난 이렇게 했어여
─ 효과적인 나만의 금연법

CHAPTER ONE

나만의 금연 노하우 1
– 심리적인 노하우

🔊 ID : quer71

또 다른 중독거리 찾기

금연을 시작하면서 '중독이란 무엇일까'에 대해 생각해 봤습니다. 아마 금연에 어려움을 겪고 있는 대부분은 스스로를 중독자라고 여기고 있을지도 모르겠습니다. 제가 내린 결론은, '중독이란 의존이다'라는 것입니다. 즉 담배로 모든 것을 해결하려고 할 때 그 사람은 담배에 중독되었다고 말할 수 있습니다. 기쁠 때도, 슬플 때도, 피곤해도, 운동 후에도, 식후에도, 무료해도…, 삶의 희로애락을 모두 담배와 연관지으려 한다는 것이죠. 알코올중독자 역시 마찬가지. 누구나 다 아는 소리죠?

금연에 성공하려면 바로 이 담배에 '의존'하려는 생각을 버려야 합니다. 즉 담배를 대체할 다른 뭔가를 찾으라는 거죠. 제가 여러분께 권하는 방법은 "담배를 대체할 다른 '중독거리'를 찾으세요."

201

금연을 시작하면서 제가 가장 당혹스러웠던 건 시간이 너무 많이 남아돌더란 것입니다. 흡연자들은 담배를 피우고 있는 시간 동안은 무언가를 하고 있다고 느낍니다. 담배를 피우기만 하고 있는데도 말이죠. 그도 아니면 시간에 대해 무감각해집니다. 그런데 담배를 끊고 나니 그동안 얼마나 많은 시간을 담배연기와 함께 날려버렸는지 알게 되더군요. 참…, 황당하더군요. 게다가 갑자기 시간이 많이 주어진 것 같아 뭘 할까 우왕좌왕하게 되고 주체하기가 힘들어지더군요. 어쩌면, 금연에 실패한 사람들의 대부분은 그렇게 남아도는 시간에 무료함을 느낀 나머지 다시 담배를 피우게 되는 건 아닌지.

제 경우, 그렇게 남아돌고 무료한 시간을 메우기 위해 가까운 공원을 산책하거나 시장에 나가 이곳저곳을 기웃거리며 다녔습니다. 아니면 조각그림 맞추기를 하거나 해서 다른 집중할 거리를 찾아서 했죠.

또 한 가지…. 금연을 하다 다시 담배를 피우게 된 사람들의 이야기를 들어보면 한결같이 재흡연에 대한 정당성을 강조하더군요. 금연에 실패한 자신을 합리화시키려구요.

사실 따지고 보면 그런 일들과 금연은 별 상관이 없는 것 아닐까요? 그런 이유들을 가져다 자신을 합리화시키는 사람들의 심리에는 '담배 = 위안' 이라는 생각이 깔려 있는 겁니다. 하지만 그것은 위안이 아니라 잠시 잠깐의 '망각' 일 뿐이며, 건강을 망치는 '독' 이라는 것을 잊지 말아야 합니다.

금연의 왕도

전 금연한 지 1년 7개월 되었고, 제 주위에는 금연하신 분들이 여러분 계십니다. 금연에 왕도가 있다고 생각하십니까? 없습니다. 금연은 마약을 끊는다는 심정으로 인내해야 합니다.

금단현상을 참고 인내하는 데는 좋은 방법들이 대단히 많습니다. 물 마시기, 심호흡하기, 사탕먹기, 잠자기(운전하시는 분들은 조심하십시오. 사고의 위험이 있으니)…. 이렇게 여러 가지 방법이 있지만 그 중에서 으뜸이 바로 인내입니다.

전 담배를 못 끊으면 이후의 삶에서 닥쳐오는 그 어떤 난관도 헤쳐가지 못하리라는 자기 최면을 걸고 비장한(?) 각오로 했죠.

"인생의 실패자가 될 거냐?, 담배를 끊음으로써 앞으로 어떤 어려움이 닥치더라도 헤쳐 나갈 수 있는 인내력을 가질 거냐?'였죠. 이걸루 무쟈게 버텨 봤죠….

일생일대의 성취를 한다는 자부심

어제 토요일에 학회가 있어 연세대학교에 갔다. 회의 중간에 잠시 휴식시간이 되자 많은 사람들이 건물 밖으로 나가서 담배를 피우기 시작했다. 약 15명이 밖으로 나왔는데 그 중 담배를 안 피는 사람은 나를 포함해 단 두 명뿐이었다. 그런데 담배를 피던 어떤 사람이 담배를 피우지 않는 우리 두 사람에게 말을 건넨다.

"얼마나 오래 살려구 담배를 끊었어요?"

순간, 난 당황했다. 내가 정말 오래 살려구 담배를 끊었나 싶은 게 쉽사리 대답이 떠오르지 않았다. 그런데 그 말에 내 옆의 다른 비흡연자가 답하기를,

"담배를 끊은 것은 나에게 일생일대의 성취예요."

라고 하는 게 아닌가!

그 말은 내 마음 깊이 와 닿았다. 말씀을 들어보니 그분도 하루에 2갑 이상 피우던 골초였는데 어느 날 갑자기 담배를 끊었다고 한다.

'일생일대의 성취!'

담배를 끊고 또 그것을 일생 동안 지속하는 것은 정말 일생일대의 성취라는 표현이 맞는 것 같다. 지금 금연하고 있는 분들, 또 금연을 시도하려는 분들은 일생일대의 성취를 한다는 자부심을 가져도 될 것 같다.

 ID : fogusdl

금연에 있어서의 정신적인 무기들

1. 이득이 없으면 안 된다 → 가뿐해지는 몸, 미용상(이뿐 남자로 거듭나려면…), 정신적(집중력이 좋아지고 정신이 맑아진다) 이득 등을 생각하면 담배를 끊을 수밖에 없다.

다른 사람들은 어떻게 담배를 끊었지?

2. 무시하기 → 밑의 어떤 님의 글, '원래부터 안 피웠다고 생각하면 안 피게 된다' 는 참신한 발상. 그냥 무시하고 내가 너무 해보고 싶던 일을 시작하자. 바쁘게 살고 그러나 스트레스는 받지 말고….

3. 다시 태어나기 → 담배로부터 해방된 날은 옛날의 나를 죽이고 새로 태어나는 기념일이다. 담배를 끊는다는 자체가 얼마나 그 사람을 강하게 만들고 존경받을 만한 사람으로 만드는지 생각해 봐야 한다. 담배 덕분에 나의 나약함을 확실히 알게 되고, 그래서 그걸 끊고 났더니 나 자신이 이렇게 대단할 줄을 몰랐다는 자부심을 가지게 되는 사람들이 많다. 맞는 말이다.

4. 금연하는 것을 우습게 보지 말자 → '그까짓 담배, 끊으면 된다' 라고 쉽게 생각하기에는 너무 힘든 게 바로 금연이라는 것을 흡연자들은 잘 안다. 금연하는 것에 큰 의미를 부여하자. 지금 금연하는 나의 모습이 얼마나 고뇌하는 철학자(?)같은지 생각해 보자. 실제로 나는 금연하는 사람들을 보면서 또 금연과 더불어 인생을 바꾸는 사람들을 보면서 놀라울 뿐만 아니라 존경심까지 든다. 그 의지가 얼마나 커다란 건지 알 수 있기 때문이다. 금연자 모두에게 깊이 존경을 표한다.

5. 그렇지만 금연은 하지 않으면 안 될 것임을 알기를 → 이제 누구나 금연하지 않으면 안 될 상황으로 되어가고 있다. 지금 젊은층은 더더욱 담배를 안 피우고 선진국에서는 담배를 찾기도 힘들다.

좀 있으면 흡연자는 담배와 함께 소외 계층으로 밀려날 판이다. 담배를 안 피우는 사람에게 질투심을 느끼기 전에, 끊어버리자.

ID : 왕새우

금연은 목숨을 건 싸움이져

저의 경험입니다만, XX초는 효과가 없더군요. 오로지 믿을 것은 내 자신의 의지력뿐입니다.

금연을 하시려면 술도 조심하셔야 합니다. 그리고 직장이고 뭐고 간에 금연에 방해가 된다면 그만둘 생각을 해야 합니다. 솔직히 직장이 중요합니까, 폐암에 걸리지 않는 것이 중요합니까? 직장도 다니고 야근도 하면서 술도 마시면서 금연도 하기는 정말 힘듭니다.

버리는 자만이 큰 것을 얻을 수 있습니다. 직장은 다시 구할 수 있지만 폐암에 걸린다면 모든 것이 끝장입니다. 소중한 것부터 먼저 해야 합니다.

지금 금연을 하지 못한다면 한 달 내에 폐암에 걸릴 것이라고 생각하십시오. 폐암에 걸려서 초췌하게 누워 있는 자신의 모습을 상상해 보십시오. 그러면 어떻게 행동해야 할 지 결정될 것입니다.

직장이 중요합니까? 술을 마셔야겠습니까? 야근이 중요합니까? 결정하십시오. 시간은 많지 않습니다. 30대 폐암 환자가 급증하고 있습니다. 나는 거기에 절대 포함되지 않는다고 자신할 수 있습니까?

사랑하는 마음으로

　우리는 대부분 담배에 대한 증오심과 적대감으로 무작정 담배를 끊기 시작합니다. 그러나 이런 마음으로 금연을 시작하면 100전 99 패입니다. 그럴 수밖에 없습니다. 증오와 적대는 3일이면 사라지기 때문입니다. (작심 3일이라는 말이 괜히 있겠습니까?) 그러나 사랑으로 금연을 시작해 보십시오. 100전 99승입니다.

　사랑하는 마음은 평생을 가기 때문입니다.

　내 몸을 사랑하는 마음,

　가족을 사랑하는 마음,

　친구를 사랑하는 마음,

　남을 배려하는 마음.

　나 홀로 금연은 성공하기 어렵습니다. 그러나 더불어 금연은 성공하기 쉽습니다.

금연의 쾌감 〉흡연의 쾌감

　'즐거운 금연법 : 금연의 쾌감 〉 흡연의 쾌감 ＝ 금연성공'

　결론부터 말씀드리면 흡연의 즐거움보다 금연의 즐거움이 커야 금연합니다.

저는 근 15년을 하루 반 갑에서 한 갑 정도 피웠습니다. 그간 담배를 끊어야겠다고 하면서 몇 번 금연을 시도한 적이 있지만, 2~3일 내지 일주일 정도 하다가 모두 실패했습니다.

그런데 이번에는 담배를 확실히 끊은 것 같습니다. 술 마실 때나 스트레스가 생길 때도 담배를 피우지 않게 된 것입니다. 전에 금연을 시도했을 때와 달라진 점은 오직 하나입니다.

"내 몸이 담배를 피워서 얻는 짜릿함보다도 담배를 안 피워서 느끼는 풍성함을 더 즐기고 있습니다."

이번에 금연하기로 했을 때는 먼저 몇 가지를 생각해 보았습니다. 금연을 하면 얻게 될 나의 모습을 구체적으로 말입니다. '우선 숨쉬기가 편해지고 숨이 깊어지며 목소리도 좋아질 것이다. 그리고 혈액순환이 잘되고 담배로 인한 체액(각종 소화액 및 내분비선) 낭비를 덜어 몸이 제대로 가동되면, 보다 멋진 이미지를 형성할 것이다. 물론 식욕이 생겨 몸에 살도 많이 붙을 것이다 등등.'

저 같은 경우는 유난히 담배의 해악을 많이 겪고 있는 사람이라 생각되었습니다. 우선 잔기침을 달고 다녔습니다. 그리고 몸이 마른 데다가 혈색도 예전에 비해 안 좋아 보이며 많이 피로했습니다.

그런데 금연 후 바로 2~3일 후부터 숨이 훨씬 깊어진 것을 느낄 수 있었고 더 이상 흡연으로 인해 나의 체액이 소모되지 않는다는 좋은 기분을 느낄 수 있었습니다. 또 목소리가 맑고 깊어져서 말하기가 즐거워졌습니다. 이렇듯 달라진 제 모습에 재미가 생겼습니다.

아마도 그러한 달라진 모습을 좀더 구체적으로 느끼려는 저의 초기의 목표가 이번 금연을 성공케 한 것 같습니다.

여러분도 금연의 즐거움을 아주 구체적으로 적어보고 느끼십시오, 즐기십시오. 흡연의 즐거움보다 금연의 즐거움이 커야 금연합니다, 구체적으로 느껴 보십시오.

금연하면 아주아주 즐겁습니다. 흡연으로 망가진 당신의 몸을 살려내십시오. 변하는 당신의 몸을 즐기십시오. 새로운 인생이 펼쳐집니다. *^^*

ID : 큰마음

역겨웠던 순간들 떠올리기

담배로 인해 좋았던 순간들로 흡연욕구가 일어나고, 담배로 인해 역겨웠던 순간들로 흡연욕구를 떨쳐내고 있는 것 같습니다. 금연 초기에는 아무리 역겨웠던 순간들을 상상해 봐도 흡연욕구를 참아내기 힘들었는데….

예전에 금연할 때는 며칠 금연하다 안 되겠다 싶어 두 개비를 연속으로 끝까지 아주 깊이 피운 적이 있습니다. 그러다가 몇 분 있다 토하고 3~4시간 동안 어지럽고 속 미식거려서 죽는 줄 알았습니다. 바로 그 순간이야말로 정말 이 세상에서 담배가 제일로 꼴 보기 싫었던 순간이었습니다. 제자리에서 뱅글뱅글 100바퀴 돌고 나면 어지럽고 속이 미식거려 당장이라도 토할 것만 같은 그런 기분과 흡사했습니다.

뭐 그런 것도 생각하고, 암튼 담배로 인해 안 좋았던 기억을 떠올리고 다시 피고 있는 내 모습을 상상하면 금방 수그러드는 흡연욕구가 어쩔 때는 신기하기만 합니다.

🔊 ID : 금연남

조건형성법

심리학에 보면 '조건형성' 이라는 항목이 있어요, 파스퇴르의 조건반사와 함께…. 간단하게 말하면 고의적으로 조건을 형성하는 것이죠. 예를 들면 일본 같은 경우에는 물고기가 어릴 때에는 특이한 주파수의 음파를 들려주면서 먹이를 주곤 하다가, 일정시간이 되면 바다에 방류합니다. 그리고 나중에 성어가 되었을 시 그 음파를 들려주어 다시 고기를 잡는다고 하더군요.

그처럼 전 '담배' 라는 단어와 흡연피해사진들을 연결시켜서 조건을 형성했습니다. 그랬더니 담배란 단어만 들어도 혐오스럽기까지 하더군요. 으~~ 소름끼쳐라.

연기는 물론이고, 담배에 쩔어 있는 사람들이 제 주위로 오기만 해도 상당히 불쾌하더군요. 예전에 비흡연자들에게 제가 그렇게 다가갔던 게 미안하기 짝이 없더군요. 어쨌든 그 조건형성과 양치질로 금연의 길로 계속 가고 있습니다.

금연하면 좋은점 나열하기

금연 시작할 때 적어놓은 건데, 정말 이거 읽고 있으면 담배 생각이 쏙~ 달아나더군요. 지금도 때때로 읽으면, 금연하기 잘했다는 생각에 너무 뿌듯하답니다. 특히 무엇보다도 스트레스로부터의 해방이 금연이 주는 가장 큰 행복입니다.

- 갑작스런 초인종 소리에 소스라치게 놀라지 않아도 된다.
- 부모님이 서울로 올라오신다는 연락에도 마음 편할 수 있다. (예전에는 각종 증거들이 혹시 남아 있을까봐, 대청소를 하고도 마음이 불안해서 노이로제 상태였거든요.)
- 동생친구 등 내가 흡연한다는 사실을 모르는 사람, 또는 여자가 흡연한다는 것에 대해서 혐오하는 사람 등을 만날 때도 마음 편할 수 있다.
- 담배 필 장소와 때를 찾아 두리번거리지 않아도 된다.
- 필요 없는 커피값이 안 든다.
- 담배연기 자욱한 카페로 친구들을 데려가서 미안해하지 않아도 된다.
- 붐비는 버스, 지하철도 마음 편하게 탈 수 있다.
- 밖에서 담배 필 때(카페 등), 혹시 나의 흡연 사실을 모르는 사람들과 마주칠까봐 조바심 내지 않아도 된다. (평소에 이중생활(?)을 했거든요. 예를 들어 같은 명동에서 만나도 흡연 사실을 아

211

는 친구를 만날 때랑, 모르는 친구를 만날 때랑 행선지가 전~혀 달랐답니다….)

- 24시간 담배에 휘둘리는 마음 없이 편안한 상태로 지낼 수 있다.
- 기관지가 좋아져서 운동도 잘할 수 있게 된다.
- 마음 편하게 채식, 소식을 실천할 수 있다.
- 담뱃값이 안 든다.
- 담배 피는 시간이 절약된다.
- 집중력이 높아진다.
- 동생에게 악영향을 끼친 게 아닌가 염려하지 않아도 되고, 무언가 이루어낸 언니의 모습을 보여 줄 수 있다.
- 아빠를 금연하게 하는 데도 무언가 도움이 될 것이다.
- 앞으로의 삶에 자신감을 갖게 되고 스스로의 가치를 좀더 높게 평가하게 될 것이다.
- 나의 몸과 피부는 빠르게 정화되어, 언젠가 갖게 될 아기에게 보다 건강한 조건을 줄 것이다.
- 스케일링을 통해서 희고 깨끗한 치아로 거듭날 것이다.
- 앞으로 만날 사람들에게 보다 긍정적인 이미지를 심어 줄 수 있다.
- 흡연 사실을 아는 이들에게는, 나도 '독한 인간(?!)' 이라는 사실을 깨우쳐 주게 된다. 그리고 처음 나에게 담배를 권한 그녀에게, '시작은 너로 인한 것이었지만, 끝은 내가 본다' 는 메시지가 된다.
- 베란다 청소할 필요 없고, 벽지 색깔 걱정하지 않아도 된다.

ID : 일진

금연일기 쓰세요

초반(3주 이내) 금단증상은 즐기셔야 합니다. 사실 저는 제 자신에게 많이 실망했습니다. 담배를 안 피웠더니 머리가 띵하고, 식은 땀 나고, 정신집중도 안 되고, 설사에, 식욕부진, 불면증 등의 증세가 조금씩은 다 보였습니다. 이러한 것들을 저는 일일이 날마다 메모했습니다. 그렇게 금연일기를 47일까지는 썼습니다. 나중에 많은 도움이 됩니다.

그리고 시간만 나면 걸으십시오!! 저는 참 많이 걸었습니다. 지금도 점심식사 이후에는 30분 정도 걷습니다.

ID : 윤인호

무엇보다 마음가짐이 중요해

무엇보다도 금연할 때 가장 중요한 요소는 "자신의 마음가짐" 입니다. 광고에 나오는 XX초, 패치 등등 모두 어떤지 잘 모르겠지만…. 참고로 전 그 어느 것도 사용하지 않았습니다. 저는 단순히 다음의 방법으로 금연하고 있답니다.

1. 항상 "난 담배를 피우지 않는다" 라는 생각을 한다.
2. 금연나라 게시판에 들러서 타인들의 금연의지를 확인한다.
3. 금연일기를 쓰면서 마인드 컨트롤을 한다.

213

4. (술자리 등) 흡연 가능성이 있는 때를 미리 감지해서 몇 시간 전부터 준비한다.

5. 흡연하고 싶을 때는 담배꽁초로 가득 찬, 뚜껑 달려서 공기가 통하지 않는 재떨이를 보며 냄새를 맡는다. (정말 역겨워서 미칠 정도입니다.)

 ID : seekjebi

경쟁상대 만들어 세우기

제가 근무하고 있는 회사에 저보다 두 달 먼저 들어와서 일하구 있는 친구가 하나 있습니다. 참고로 그는 비흡연자입니다.

담배를 피우고 싶을 때마다 저는 스스로를 이렇게 타이릅니다.

"내가 만약 담배를 피우면, 평생 저 친구보다 뛰어나지 못한다."

제 담배양이 하루 반 갑이구 동료들하고 이런저런 노가리까면서 한 대 피우는 시간을 보니깐 10분 안팎이더라구여. 그러니까 제가 하루에 그 친구보다 1시간 30분 정도씩은 밑지고 간다는 생각이 머리를 때리니깐 거 끊지 않고는 못 견디겠더라구요, 자존심이 있지.

담배 끊고 자존심을 찾느냐, 담배 피우며 열등의식을 느끼며 사느냐? 둘 중 하나를 선택하라면 님은 어떤 걸 선택하시겠어요?

금연하기 정말 힘들면 경쟁상대를 하나 찾아보세요. 이왕이면 주위에서 자신과 비슷한 환경의 비흡연자와…. 그럼 님도 안 끊구 못 버틸 겁니다, 아마….

ID : ytkim71

스스로에게 물어봐라

금연을 성공적으로 수행하고 있는 사람입니다. 저 역시 금연을 위해 많은 고민을 했었습니다.

그러던 어느 날 문득, 이런 고민을 하고 있는 제 자신이 우스워 보이더군요. 그리고 생각이 들었던 게 "금연…, 과연 불가능한가?"라는 질문이었습니다.

물론 답은 "아니다"였습니다. 곰곰이 생각해 보면 자기의 몸을 움직이는 것은 자기의 의지인데 자기 몸을 자기 맘대로 못 한다는 것이 정말 말도 안 된다는 생각이 들더군요. 이걸 계기로 전 금연을 할 수 있었을 뿐 아니라, 다른 일을 할 때도 보다 적극적으로 할 수 있게 되었습니다.

힘들 때마다 "금연…, 과연 불가능한가?"라는 질문을 제 자신에게 해보곤 하죠. 물론 답은 "아니오"이죠. 수년, 수십 년간 지녀온 생각을 바꾸는 건 아주 어려운 일이지만 어떻게 보면 너무나도 쉬울 수 있습니다. 여러분 힘내십시오. 금연…, 과연 불가능한가요???

ID : 담배한개비

마음을 일부러 가볍고 밝게

제가 습관성 중독의 왕이거든요. 술, 담배, 여자, 놀음, 커피, 오

215

락… 등등, 중독이란 중독은 쉽게 되는 그런 체질. 지금은 철들고 해서리 대충은 정리가 되었고 이제 담배와 술, 커피만 남았는데….

전 한 일 년 동안 마음의 준비를 했습니다. 30분도 못 참는 놈이 어설프게 분위기에 휩쓸려 금연하다가 금연만성이 될까봐…. 얼마큼 힘들지를 생각해 보고 D데이를 찾다가, 다니던 회사를 퇴사하는 날 시작했습니다.

지금까지 제가 금연을 유지해 올 수 있었던 건, 첫 번째가 명확한 이유를 정한 것('인생을 더 이상 낭비할 순 없다'), 두 번째가 스트레스 받는 것을 의도적으로 피하고('모든 것은 결국 해결된다'는 식으로), 세 번째가 시간적·정신적 여유를 가질 수 있어서였던 것 같습니다. 그리고 마지막으로 매번 첫날처럼 금연의지를 다시 적어보는 겁니다.

필승의 마음으로 독하게 이기려는 것보다, 녹차와 음악으로 여유라는 중독에 젖어보세요. 여유와 편안함에 젖으면 의욕이란 놈이 운동이란 친구를 데리고 오더군요. 즐거운 일을 찾는 것이 힘든 일을 참는 것보다 쉬운 것 같습니다.

ID : 해파리

"담배도 못 끊으면 뭘 할거야!"

전 금연한 지 한 10개월 정도 되었습니다. 몇 번 실패한 후에 일부러 패치도 금연껌도 아무런 도움 없이 그냥 악으로 끊었습니다. 머리가 부서질 정도로 아프고 어지러워서 휘청거릴 정도의 금단현상을 느끼면서도 '내가 담배도 못 끊으면 인생에 뭘 하냐' 라는 바보 같은 암시를 하면서 끊었습니다.

그래서 그런지 다시 피려고 해도 그 때 그 무서운 금단현상과 심리적으로 괴로운 시간을 다시 느끼기 싫어 다시 안 피게 됩니다.

 ID : copsnamkung

핑계를 대지 말자

담배를 끊은 지, 아니 피운 지 한 달하고도 6일째다. 나 스스로를 대견하다고도 생각하지만 내 몸 속에서는 호시탐탐 담배를 피울 핑계를 만들려고 한다.

집사람과 약간의 말다툼을 해도, 길 가던 사람과 시비를 하게 되도, 무엇인가 마음먹은 대로 일이 되지 않을 때도, 기타 등등, 몸 속에서는 담배를 피울 핑계를 만들려고 하는데….

아니 된다. 절대로 아니 된다. 고지가 바로 저긴데!!!! 지금까지의 노력이 수포로 돌아가는 수가 있으니 조금만 참자, 조금만… 하는 마음으로 견뎌본다.

그러니 절대로 핑계거리를 만들어서는 안 된다. 담배는 핑계를 먹고 살려고 하니 말이다. 그렇다고 사람 사는 일이 마음먹은 대로 쉽게 좋게만 지나가겠느냐 마는 나와 내 가족을 위한다는 마음으로 오늘도 굳세게 살아보세!!!!

217

오늘 하루만 피우지 말자

나의 가장 중요한 일과는 아침에 일어나서 "오늘만 담배 피우지 말자", 그리고 저녁에는 "내일 하루만 더 참자"라는 말을 내 맘 속으로 외치는 것이다. 그리고 "내가 담배를 피웠지만 지금은 끊고 있다"는 사실을 주변의 여러 사람에게 말해두며 담배를 피우지 않는 사람을 부러워하려고 애썼다. 더불어 명상을 하루에 한 번이라도 했다. '내가 다른 사람의 어떤 점을 부러워하면 결국 그것을 얻을 수 있을 것이다' 라고 되뇌면서 말이다. 게다가 담배 피우는 곳이 있으면 그 곳을 피하지 않고 부딪혔는데 '나는 안 피운다' 고 계속 속으로 말하면서 참을 수 있었다. 물론 처음에는 힘이 들 것이다. 담배를 피고 싶으면 다른 일을 하고 그래도 계속 피고 싶다는 생각이 들면 박하사탕 같은 것을 먹는 것도 요령이다.

무엇이든 단순하게 생각하기

금연 시작날을 정하구 그 다음부턴 아주 단순하게 생각하고 행동했습니다. 아침에 눈뜨고 깨어나서 단지 그 날만 생각했죠, 단 하루만. '몇 시간 참았네, 인제 며칠 되었네…' , 이런 거 신경 하나도 쓰지 않고 오직 그 하루, 그 순간 몇 초에만 집중했습니다. 역시 전

무척 단순하더라구요….^^ 그래서 그 날 하루만 만족했습니다. '자슥…, 그래도 하루는 참네' 이런 식으로….

여기서 중요한 것은 '둘째 날.' '아, 오늘도…' 이런 마음가짐은 절 힘들게 하더군요. 그러니까 '아~~ 어제랑은 이런 것이 다르구나…' 그냥 단순하게 비교만 합니다. 물론 더 힘들기도 하구 쉽기도 하구, 달력을 보며 '며칠이구나. 아 이쯤이면…' 하면서 현실과 타협할 구실을 만드는 악순환을 피하면서 단지 흡연욕구가 있는 그 순간만 참았습니다.

마인드 컨트롤이 습관적으로 되다보니까 그 하루에 시작될 흡연욕구 시점을 예상하게 되니, '하루 종일 난 금연 중이야' 하는 스트레스도 사라지고 그 시간대와 그 장소하고만 싸우게 되더라구요.

사람들이 보통 "난 금연한 지 며칠이야, 몇 달이야" 이러시는데 사실 진짜 흡연욕구랑 싸우는 시간은 얼마나 될까요? 초기에 몇 시간, 그 이후에 몇 초? 저 같은 경우에는 단지 그 날 싸울 시간만을 계산하니 맘이 정말 편해지더라구요.

 ID : 담배소멸

금연하기 위한 마음가짐

금연을 원하시는 분들에게 부탁드립니다.
금연은 쉬운 일은 아닙니다. 하지만 불가능한 일도 아닙니다.
금연을 경솔하게 대하지 말고 정말 경건하게 대하시길 부탁드립니다.

그리고 담배가지고 장난치지 마시길 제발 부탁드립니다. 마치 고운 님을 대하듯, 엄한 어르신 앞에서 문안인사드리듯, 색시 만나 처음 장인장모 되실 어르신 찾아뵙듯, 전자현미경 속에서 새로운 세포를 융합시키듯, 조심스럽게 진정으로 온 마음을 다하여 나의 아내와 나의 아이들과 내 이웃을 위하여 그리고 나를 위하여 금연을 하시길 바랍니다.

세상에 진 빚을 조금이라도 갚고, 어려운 사람들의 한숨을 그저 한 번이라도 들어주기만이라도 하려면, 가장 먼저 나를 가다듬는 일부터 그것도 담배를 참는 것부터 시작하셔야 합니다.

아직 철이 들려면 멀었지만, 세월에 걸맞는 모양새를 갖추려면 아직 멀었지만, 조금씩 조금씩 가다듬어 가려 합니다.

 ID : 금연매니저

차라리 금단 고통을 즐기세요

최근에 읽은 《좋은 생각》이란 책 안에 어느 성공학 컨설턴트가 한 말입니다. '변화에는 기회가 숨어 있다' 라는 제목의 글 중에 "변화를 즐길 줄 알아야 한다. 작고 사소한 변화일지라도, 그것이 외적인 것이든 내적인 것이든 자기 것이 되기까지는 불편한 게 당연하다. 주변에서 일어나는 변화, 자신에게 일어나고 가해지는 변화들을 빨리 받아들이는 유연함이 있을수록 보약이 된다."

이 글을 읽으며 저는 금연하면서 느낄 수 있는 고통(금단현상, 한 개비 귀신의 유혹)을 내가 변화해 가는 즐거움으로 받아들이기로 했죠! 정말 그 후에는 어떤 유혹에도 즐거워하는 저의 모습을 발견할 수 있었죠. 님들께서도 마음으로 즐기면서 금연을 하시죠….

ID : 문식

금연도 함께 하면 힘이 덜 듭니다

오늘은 우리 회사의 흡연이야기입니다.

전체 14명의 직원 중 10명이 흡연자여서인지, 법으로 금지되어 있는 사무실에서조차 흡연이 일반화되어 있었습니다. 이것이 바로 한 달 전의 우리 회사 모습입니다. 그런데 연장자인 제가 "금연"을 먼저 선언하자 일주일 후 최군, 그리고 이틀 후 허군…. 모두가 지금까지 잘 지켜나가고 있습니다. 이제는 비흡연자와 흡연자의 비율이 같아지고, 오히려 금연 분위기가 우세하게 되면서 담배를 끊기 위해 기회만 엿보고 있는 직원들이 많이 생겨났습니다.

담배 끊는 일도 같이 하면 힘이 덜 들게 됩니다. 금연나라 가족 여러분, 힘내십시오. 그리고 우리 주변의 흡연자들에게 금연을 권하십시오. 그렇게 되면 여러분 자신의 금연 문제는 신경을 쓰시지 않아도 자동으로 해결될 것입니다.

CHAPTER TWO

나만의 금연 노하우 2
- 물리적인 노하우

🔊 ID : dhqnaus

금연을 방해하는 모든 장애물 치우기

오늘로서 담배를 멀리한 지 6주 3일째입니다. 담배를 피워온 지는 대충 24년 정도 됐구요. 일일 2갑 정도 피웠고 수십 번 금연을 시도했으나 항상 2~3일만에 실패하고 말았어요.

저는 이번 금연을 시도하기 전에 제 일상생활 가운데서 금연에 장애가 되는 것이 무엇인지를 찾아 그것을 고친 후 금연에 임하고자 평소 즐기던 낚시, 바둑, 취침 전 음주, 휴일·주간 취침을 금하고 금연에 도움이 될 수 있는 운동을 시작했어요.

금연에 성공하기 위해서는 마음의 자세도 물론 중요하지만 그보다 일상생활을 돌아보고 비록 즐겁고 유익한 취미일지라도 금연에 방해가 될 수 있다면 먼저 정리하는 것이 좋을 것 같아요. 희생 없이 좋은 결과를 기대하는 것은 과욕이 아닐는지….

금연 동호회 등에 가입하기

금연을 시작하기 앞서 저는 먼저 흡연과 연관된 연결고리들을 끊어야겠다는 생각이 들더군요. 근데 그건 제가 의식적으로 노력해서 할 수 있는 것들, 가령 커피를 줄이거나 아예 안 마시기, 컴퓨터 앞에서 오래 앉아 있지 않기, 아침과 취침 전 그리고 식후에 담배 피던 습관을 의지적으로 하지 않기 등으로 흡연과 연관된 연결고리 몇 가지를 끊을 수는 있겠지만 완전히 끊기에는 좀더 남아 있는 듯합니다. 이 연결고리들을 모두 끊고 그동안 우리의 기억회로 속에 저장된 것들을 다 지우면 되겠지만, 그보다는 흡연과 연결된 연결고리보다 더 강력한 연결고리에 내가 묶이면 됩니다. 즉 긍정적 중독으로서의 연결고리에 매이게 되면(물론 이것은 흡연과의 연결고리에 대한 결속력보다 더 강력해야 함) 한동안 두 사이에서 힘의 대결은 있겠지만, 결국 나를 더욱 강하게 끌어당기는 쪽(금연)으로 끌려가게 되므로 흡연과 연결된 고리들은 자연스레 끊어지리라 믿습니다.

구체적인 방법으로는 금나와 같은 사이버 금연 커뮤니티에 속함으로써, 또는 교회와 같은 신앙공동체에 적극적으로 속하여 연결고리를 갖는 것입니다. 좋아하는 운동이나 취미활동, 그리고 독서 등에 재미를 붙여보는 것도 흡연과 연관된 눈에 보이지 않는 연결고리들을 끊을 수 있는 방법들이구요.

223

유산소 운동

저는 달리기나 자전거 타기 같은 유산소 운동을 하고 있는데 하루에 5킬로씩 뛰었습니다. 이러한 운동은 세 가지 효과가 있더군요.

첫째, 숨이 가빠서 담배가 얼마나 자신에게 나빴던지 알게 되고, 둘째, 이렇게 고생하며 운동하는 효과가 있기 위해서는 담배를 피우지 말아야 겠다는 다짐도 하게 되고 셋째, 운동하고 나면 기분이 좋아지고 스트레스가 해소되어서 좋더군요.

흡연욕구가 일어나면 무조건 밖으로!

저는 흡연욕구가 일어날 때면 냉수 한 사발을 들이키고는 무조건 밖으로 나가서 아무 곳이나 무턱대고 돌아다녔습니다. 그렇게 좋아하던 술도 자제하고 커피도 마시지 않고 3주쯤 지나니까 흡연욕구가 서서히 물러가기 시작했습니다. 건강도 많이 좋아진 듯했습니다.

그 후에도 흡연욕구가 간간이 찾아오기는 했으나 철통 같은 나의 결심과 냉수 마시고 밖으로 뛰어나가는 방어전에 금연한 지 어언 249일이 되었습니다.

ID : 이기자

무조건 움직이기

담배 생각이 나면 무조건 자리에서 일어나 움직인다. 사무실 건물 계단을 1층에서 10층까지 왕복하고, 옥상에 올라가서 심호흡하고, 발정난 수캐처럼 헤매다 보면 어느덧 참을 수 없는 욕구는 사라지고….

어째 애로 비디오 광고 문안 같네. 덕분에 다리 튼튼, 체중 줄고, 아내한테서 사랑 받고…. 아주 좋은 방법임.

ID : tnldnsdkel

간단하지만 꽤 효과적인 스트레칭

제가 비록 짧지만 금연하면서 나름대로 터득한 금연방법을 생각해 봤는데요. 간단한 몸동작(스트레칭)을 해 보니 금연 효과가 있드라구요. 뭐냐면요, 아주 쉬운 건데….

일어서서 허리춤에 두 손을 얹고, 양발은 어깨 넓이로 하고, 허리를 천천히 그리고 최대한 크게 돌리세요. 왼쪽으로 20번, 오른쪽으로 20번. 그리고 나서 8자 모양으로 다시 20번 반복. 그리고 반대방향으로 20번. 이게요, 요가 동작 중 하나라는데요. 소화에도 좋고 스트레스 해소에도 도움이 된다는군요.

그냥 시간 날 때마다 흡연욕구가 들 때마다 심호흡하면서 해보

225

심…, 하기도 쉽고 별 힘도 들지 않으니깐요. 그리고 어느 정도 효과도 있는 것 같아요. 심호흡하시면서 천천히 하심 담배 생각도 마니 줄어들고요.^^

ID : 큰마음

호흡에 변화를 줘봐

갑자기 밀려드는 한 개비 귀신.

양치질을 해도 샤워를 해도 소용없었습니다. 단, 호흡을 강제로 조금 가쁘게 만들면 효과가 좋았습니다. 즉 운동을 해야된다는 이야기인데…, 집에서 갑자기 뛰쳐나가 미친 듯이 뛸 수는 없는 법. 또 그렇게까지 심하게 호흡에 변화를 주지 않아도 언제든지 집안에서 쉽게 호흡에 무리를 줄 수는 있지요. 예를 들면 팔굽혀펴기를 한 30회 해보는 겁니다. 보통 사람이라면 한 30회 정도하면 숨이 좀 가쁠 겁니다. 그렇지 않다면 한 번 더 해보시고요. 그렇게 호흡에 약간의 무리를 주게 되면 담배 생각이 싹~ 사라지더군요. 해보세요.

ID : 일진

진단하자 운동 등

첫째로 자신의 몸을 냉철하게 진단합시다. 혹 '이 정도면 건강하지 뭐' 하는데, 그건 금연인일 때만 해당되고…. 흡연을 안 하는 일반인들과 비교해 보십시오!! 달리는 인구가 30만 명을 넘었다구 하더군요. 또 산을 오르는 인구가 100만 명을 넘어섰다고 합니다. 이런 부류들과 비교를 해야지, 옆에서 담배를 한 갑 정도 피는 XX와 또는 술을 즐기고 몸이 허약해 보이는 동료와 비교해서는 안 됩니다.

아주 냉철하게 자신을 연구해 보십시오!! 내가 금연하는 동기를 진솔하게 적어서 부적처럼 지니시고 자꾸 보면서 자신한테 주문을 거십시오.

◀))) ID : 刀

물을 자주 마시면

저 같은 경우에는 담배가 생각날 때마다 물을 자주 마셨습니다. 별다른 건 없었고 텔레비전에서 보니 하루에 1리터에서 2리터 정도는 마셔야 건강에 좋다고 하기에 담배가 생각날 때마다 물을 마셨더니 많은 도움이 됐습니다.

◀))) ID : hani6085

물을 많이 마신다

저는 물을 하루에 20잔 정도 마십니다. 물을 많이 마셔야 니코틴

외에 다른 유해물질들도 몸밖으로 빨리 배출됩니다. 화장실을 들락거리면서 몸밖으로 나쁜 물질들을 빼낸다고 생각해 보십시오. 얼마나 쾌감 만점인 일입니까? 저 같은 경우에는 녹차도 하루에 4잔 정도 마십니다.

ID : 주길점

가~ 글~을 하세여

돈이나 약이나 맹세나 각오보다 더 좋은 금연방법이 있다는 것을 금연 노력한 지 10여 년이 지난 지금에야 깨닫고 여러분께 소개해 드리려고 합니다.

담배가 피우고 싶어질 때는 바로 물(찬물일수록 좋습니다) 한 모금을 입에 물고 목젖까지 양치를 하는데 이것을 두세 번 반복합니다. 그리고 그 다음 물 한 컵을 들이마시면 가뿐한 기분이 나며 담배를 피우고 싶던 생각이 '싹' 없어집니다.

이렇게 하루 몇 번, 흡연하고 싶어지기만 하면 이 방법을 반복하여 하루 이틀 금연하면 며칠 사이에 피우고 싶은 생각이 싹 사라지게 됩니다. 물론 끈기 있게 실천해야 하는 것이 문제이긴 하지만 이런 방법을 쓴다면 반드시 금연하게 될 것입니다.

다른 사람들은 어떻게 담배를 끊었지?

녹차마시기

아시다시피 타임 지에서 선정한 10대 건강식품 녹차는 금연 욕구를 억누르는 효과가 있습니다. 그럼 '어떤 녹차를 마시느냐? 설록차가 좋냐? 현미녹차가 좋냐? 티백이 좋냐? 가루녹차가 좋냐?' 이런 논쟁들은 모두 무시하고 처음에는 무조건 마셔야 합니다.

금연은 여러 가지로 머리 굴리면 실패합니다. 단순 무식하게 담배 생각나면 무조건 녹차를 마십니다. 티백도 좋고 정통 녹차도 좋습니다. 하루 10잔도 좋고 30잔도 좋습니다. 그러다 보면 녹차에 서서히 중독됩니다.

물론 최소한의 경비는 필요합니다만 금전적으로 어려울 경우에는 아쉬운 데로 티백을 사고 2~3번 재탕하여 마십니다. 혹자는 재탕을 하면 쓴맛이 나니 어쩌니 하지만, 처음에는 무조건 무시하십시오. 그리고 시간이 몇 주 흘러 지금까지 마시던 녹차에 싫증이 난다면 조금씩 양질의 녹차를 마셔보세요. 녹차의 향기는 커피의 진하고 독한 향을 멀리 쫓아버리고 향긋하게 우리 생활을 변화시킵니다.

저는 지금은 2,500원짜리 1인용 다기잔을 사서 정통 녹차를 마시고 있는데(회사에서는 티백) 향이 그렇게 좋을 수가 없습니다. 어느새 담배향보다 녹차향이 그립습니다…. 후루룩~ 쩝.

ID : 도토리

죽염금연법

‘금연＋건강.’ 일석이조라서 여러 님께 권해드립니다. 금연할 때마다 입이 좀 허전한 게 제일 괴로운 점인데 그 때마다 저는 죽염을 한 숟가락 먹습니다. 그러면 입 안도 상쾌해지고 치아도 건강해집니다. 물론 처음에는 죽염이 짜니까 많이 역겹지만 금연과 함께 시작하니까 담배 유혹도 조금 사라지고(짠맛 때문) 구강청소도 되므로 상쾌한 느낌이 들어 아주 좋습니다.

ID : 40756

전 스케일링했어요

금연의지를 다지는 방법으루다 저는 스케일링을 했습니다. 왠지 치아가 깨끗하면 금연이 쉬울 거란 생각에…, 토요일 마지막 담배를 피우고 스케일링을 했어요. ㅎㅎ 어찌나 흐뭇하던지. 사실 6년만에 첨으루 스케일링하는 거거든요. 거울에 비친 치아가 어찌나 빤짝빤짝 이쁘던지 감히 담배를 피울 수가 없더라구요. 예전엔 누렇게 니코틴에 더럽혀져 남 앞에서 웃기도 부끄러웠는데 이젠 무조건 웃고 다닌답니다.

사실은 부끄럽지만 ――;; 스케일링을 오랜만에 했더니 잇몸이 많이 상했더라구요. 그래서 치료받느라 담배 생각은 나지도 않았습니다, 거의 10일을…. 그래서 아마 쉽게 금단증상에서 벗어난 것 같기두 해요.

지금 금연하겠다고 마음먹으시는 분들이 혹시 이 글을 읽으신다면 제일 먼저 거울을 보십시오. 그리구 한번 웃어보세요. 니코틴으루 인해 치아가 얼마나 더럽혀져 있는지를 눈으루 확인해보세요. 그리구 저처럼 치과로 달려가셔서 스케일링하시구 빤짝이는 치아로 깔끔한 대인관계를 시작해요. 담배 그거 진짜 대인관계에 치명적인 해를 입히는 겁니다….

 ID : 산하

독서, TURNING-POINT?

금연보조법 중 근사한 방법 한 가지를 소개하지요. 초한지나 삼국지를 권해보고 싶어요. 삼국지는 저도 지난 93년돈가 삼국지 게임이 한창 유행할 때(밤새워할 때) 캐릭터들의 전적이나 전술을 알기 위해 게임만큼이나 열심히 읽고 난 뒤 7~8년 만에 다시 잡았습니다. 물론 하루 한 권(점심 후나 퇴근 후) 정도 읽었습니다(총 10권).

견디기 힘든 금연 초기는 그렇게 지나가고, 그 다음 초한지(정비석 5권)를 또 그렇게 읽다보니 도원결의, 이호경식지계, 읍참마속, 연환계, 팔진법, 사면초가 등등 익히 아는 글들을 되새김질하는 계기도 되고 금연에 상당한 도움이 되었습니다. 독서를 즐기시는 분들께 한번 권해보고 싶습니다.

◀)) ID : 돌띠

고무밴드 땡기기

지금 제 손목에 고무밴드가 걸려 있습니다. 담배 생각날 때마다 한 번씩 당겼다 놓으면 아프다기보다는 웃기죠, 제 자신이. ㅎㅎㅎ

따끔한 한 방…. 주위에선 제가 고무밴드로 자학하는 걸 보고 처음엔 담배 못 펴서 돌았군 하더니 지금은 같이 웃습니다. ㅎㅎㅎ 아무튼 생각보다 재미있고 효과(?)도 있으니 님들도 함 해봐요.

주의) 공공장소 및 사람이 많은 곳에서 시술(?)할 경우 미친 사람으로 취급받을 수도 있음.

◀)) ID : 투명한햇살

죽어도 담배 못 끊겠다는 분들!

정말로 죽어도 담배 못 끊겠다고 하는 분들을 위해 오늘은 가장 처절하고 극단적인 방법을 하나 소개해 드립니다. 무슨 방법이냐고요? 아주 혐오스런 방법입니다. 그러니 이 방법은 정말 담배를 못 끊겠다고 하는 분들만 최후의 수단으로 사용하기 바랍니다.

이 방법을 사용하고자 하는 분들은 우선 금연 4~5일을 앞두고 투명한 유리병 하나 준비합니다. 베지밀 병 정도면 충분하리라 생각합니다. 단 반드시 뚜껑을 밀봉할 수 있는 병이어야 합니다. 거기에 보리차 물을 1/3쯤 채우십시오. 반드시 누리꾸리한 보리차 물이어야 합니다. 그리고 그 때부터 담배를 피우고 나면 담배꽁초를 모두 그 유리병 안에 담는 겁니다. 중간에 침도 몇 번 뱉어 넣어도 무방합니다. 이렇게 한 4~5일간 피운 담배를 모두 유리병 안에 넣고 나면 대충 '꽁초 반 물 반'이 됩니다. 물론 이쯤 되면 뚜껑은 단단하게 닫아야 합니다. 그리고는 이 꽁초병을 출근할 때, 학교에 갈 때 언제 어디든 반드시 소지해야 합니다. 그리고 흡연욕구가 날 때마다 한 번씩 꺼내 그 물병을 바라보는 것으로 절대금연이 가능합니다. 회사 사무실이나 도서관에 가면 우선 그 물병부터 꺼내어 책상 위에 올려 놓아줘야 합니다. 가능하면 시선에 자주 부딪히도록 눈앞 가까운 전방에 위치해야 합니다. 너무 혐오스럽다고요? 그래도 어떡합니까? 담배를 끊고 건강을 회복하려면 이런 극단적인 방법이라도 사용해야지요. 담배, 편하고 쉽게 끊을 수 있다고 생각하면 큰 오산입니다.^^

🔊 ID : 윤인호

역겨운 냄새를 맡아서리

금연하고 싶으신 분들!!! 담배를 끊고자 하는 의지가 금연의 가장 중요한 요소입니다. 금연하면 건강해지고 돈도 절약됩니다. 그리고 행복해집니다. 반면에 흡연하면 피곤하고 돈도 낭비하고 몸에서 역겨운 냄새가 납니다. 이걸 알고 싶다면 다음과 같이 해 보시길….

1. 재떨이에 담배꽁초를 몇십 개 넣어둔다(많을수록 좋습니다).
2. 공기가 통하지 않도록 재떨이에 뚜껑을 덮어둔다.

3. 일주일 후 뚜껑을 열고 냄새를 맡아본다.

4. 물을 약간 뿌린 후 다시 뚜껑을 닫는다.

5. 며칠 후 뚜껑을 열고 냄새를 다시 맡아본다.

ID : kunoksa

한 갑 통째로 씹어 보세여

전 아침에 금연하기 위해 담배 두 갑 사서여, 한 갑은 제가 입으로 다 씹었구여, 한 갑은 제 앞에 놔두고 있습니다. 담배가 보이지만 그래도 안 피는 것이 진정한 금연이라고 생각합니다.

금연이 힘들면 담배 한 갑 사셔서 씹어보세여. 맛 죽입니다, 그렇다고 먹지는 마세여. 그냥 한 갑 통째로 씹으세여.

여러분, 금연 자신 있습니다. 할 수 있다고 생각하세여. 될 겁니다. 전 분명히 할 수 있습니다, 아짜~~ 아짜!

여러분 금연할 수 있는 방법 끝내주는 것 하나 더 있지여. 폐암에 걸렸다고 생각해 보세여. 아마 뭔가 느낄 수 있을 겁니다.

ID : 까치

썩어버린 폐사진 사방에 뿌리기

저는 역사적인 98년 8월 26일까지 8년간 하루 평균 한 갑 반씩 담배를 피워왔습니다. 물론 8월 26일부터 끊기 시작해서 99년 8월 18일(현재)까지 단 한 개비의 담배도 입에 대지 않았습니다. 방법이 뭐냐구요?

우선 인터넷을 탐색합니다. 어떤 것을 탐색하냐 하면여, 바로 썩 어버린 폐의 사진과 콜레스테롤이 가득 차 마치 고름처럼 혈관 밖으로 흘러나온 사진 등을 수집합니다. 이 때 가장 징그러운 사진들만 골라야 합니다. 이를 간단한 그래픽 프로그램으로 합성하여 자기가 만지는 모든 컴퓨터의 바탕화면에 설치합니다.

그리고 그러한 징그러운 사진을 프린터로 뽑으세요. 될 수 있으면 사진용지나 광택용지 같은 칼라출력용 고급용지를 사용하세요. 출력한 사진들을 머리맡에 몇 장 두고 주머니에도 몇 장 넣고, 사무실 책상에도 몇 장 놓고 틈날 때마다 보세요. 단, 볼 때는 1장당 1분이상 집중해서 보세요. 아마 현기증이 나면서 나도 모르게 "내가 미쳤지"라는 말이 나올 겁니다.

그러나 이것만으로는 부족합니다. 자고로 식사 후에 담배가 땡기는 법. 식사 전에 1분 이상 사진 관람을 하고 식사합니다. 식사 중에도 가끔씩 눈길주세요. 그리고 식사 후에 뚫어져라 한참 동안 사진들을 쳐다봅니다.

마지막으로, 금연 이후 신체변화과정을 아주 구체적으로 기술한 내용들이 인터넷에 널려 있습니다. 자신만의 카운터용지를 만드세요. 군에서 제대날짜 손꼽듯이 말입니다. 가령 "오늘까지 며칠 동안 안 피웠으니 모세혈관이 살아나기 시작하겠구만"과 같이 말입니다. 이게 답니다. 전 단 한 번에 완벽하게 끊었습니다.

ID : xsmoke

옥상에서 담배를 날리다

저는 금단증상이 너무 심해서 포기할까 하는 생각을 하기도 했습니다. 이렇게 힘들 바에야 차라리 담배를 다시 피고 싶다는 생각을 잠시 했죠. 그 순간, 저는 마음을 더 독하게 먹었습니다. 이 정도 의지력으로는 아무것도 못하겠구나 하는 생각에 담배 한 보루를 사들고 아파트 옥상에 올라가 길거리에 힘껏 던져 버렸습니다. 언젠가 어느 금연 선배님의 금연 결심서에서 이 항목을 본 것이 생각났기 때문입니다. 사실 무척이나 아까웠지만 그렇게 하고 나니 마음 속에서 지워지지 않던 담배에 대한 미련이 사라진 듯 했습니다. 돈 몇 푼보다는 내 건강과 가족의 행복이 더 중요하니까요.

ID : HURJANG

금연동기 붙여놓기

금연하기로 결단한 지 두 달째입니다. 저는 금연이 무엇보다도 자기와의 싸움이라고 생각해요. 그리고 '결심' 보다는 좀더 강한 '결단' 이라고 표현하고 싶어요. 금연에는 무엇보다 금연을 하겠다는 동기가 가장 중요하다고 생각해요. 제 경우에 금연동기를 항상 생각하고 흡연욕구가 나타날 때마다 동기를 생각하면 욕구가 사라지는 것 같구요. (금연동기가 약해지면 흡연욕구가 나타납니다. 정말이

다른 사람들은 어떻게 담배를 끊었지?

에요.) 동기가 강하면 금단증상도 나타나지 않는 것 같아요. 또한 금연하겠다는 의지를 글 또는 시각화하여 사무실 책상, 냉장고, TV 등 자주 시선이 가는 곳에 붙이는 것도 도움이 많이 됩니다.

ID : Frankie

매일 낭독하는 금연동기표

1. 흡연은 임포텐츠에 치명적인 역할을 한다.
2. 나는 건강하고 싶다. 나아가 강철 같은 체력을 갖고 싶다.
3. 담뱃값(1일 1,300원 → 1달 39,000원)을 생각하자. 몸 버리고 돈 버리고…, 이런 한심한 짓을 평생 할 순 없잖나?
4. 흡연은 치아를 변색시키고 플라크를 형성시키고 입 안의 악취를 풍기게 한다. 난 깔끔하게 살고 싶다.
5. 흡연으로 인한 손떨림, 정서불안, 집중력 저하, 시간손실 등 평생 내가 받는 피해는 너무 크다.
6. 담배를 맛있게(?) 피기 위해 하루에 5~7잔의 커피를 마셨던 일을 생각하라. 이것은 자기 육체에 대한 명백한 학대다.
7. 담배 1개비의 독성은 평생 먹는 상추의 농약양과 맞먹는다.
8. "얼마나 산다고 이 좋은 담배를 끊는가" 하고 이야기하는 사람들이 있다. 그러나 구강암에 걸려서 얼굴 일부를 절개하거나 뚫은 목구멍을 통해 음식을 삼키며 살고 싶지는 않다.
9. 담배를 피우고 나서 입 안과 손아귀에 남는 그 불쾌한 악취를

떠올려 보라.

10. 내가 금연하면 나의 배우자와 아이들과 부모님 모두가 좋아할 것이다. 한번 그들에게 기쁨을 줘보자.

11. 진정한 프로는 자기 자신을 이기는 사람이다. 인생은 이보다 어려운 일이 더 많은데 담배 하나 못 끊어서야 말이 되는가?

12. 담배는 악질 마약이다. 마약 하는 사람을 비웃는다면 담배 피는 사람도 비웃음을 받아야 한다. 금연하여 새사람이 되자! 반드시! 난 한다!!!

〈담배와의 전쟁!〉

1999년 5월 14일을 기해 나는 담배와 전면전을 시작한다. 이번 전쟁에서 반드시 승리하리라.

• 전투지침 : 나의 적은 악질 마약이다. 따라서 이놈을 이기기 위해 나는 내가 할 수 있는 모든 것을 다하리라.

1. 매일 새벽에 샤워 및 양치질한다.

2. 아침식사 후 양치질 + 가글한다.

3. 동료의 흡연에 동요하지 않는다.

4. 물 및 녹차를 의식적으로 조금씩 자주 마신다.

5. 은단, 사탕, 껌 등을 휴대하고 자주 먹는다.

6. 담배욕구를 일으키는 커피나 콜라 등을 절대로 마시지 않는다.

7. 적극적인 대처 방안으로 매일 운동한다.

8. 1~3주 내에 건강 관련 책을 1권 이상 독파한다.

9. 흡연욕구가 강할 수 있는 상황을 미리 예측하여 대처한다.

10. 흡연을 불러일으키는 자리(예 : 술자리)에 최대한 가지 않는다.

11. 매일 금연 관련 사이트를 찾아서 게시판 글을 읽어보고 각오를 새롭게 한다.

12. 담배는 마약이다. 따라서 금연 후 당연히 금단증상을 수반하므로 전투기간(최소 1달) 내에는 긴장상태를 보다 강화시킨다.

◀))) ID : lapis

바디체크 수첩 이용하기

전 일주일간 '바디체크 수첩'을 만들어서리, 하루 중 언제고 꼭 시간을 적고 그 때의 내 몸 상태를 체크해 나가고 있습니다. 금단증상인지 어쩐지 이번 일주일은 그다지 상쾌하지 않았다구 기록돼 있군여. 일단은 담배에 대한 집착을 많이 떨치고 나니, 맘이 편해여.

이대로 죽을 때까정 담뱃불을 댕기지 않기 위해, 오늘두 담배 아닌 다른 거리에 찝쩍대고 있습니다. 님들 모두들 센~ 금연방법으로 꼭! 성공하시길….

◀))) ID : sgmjh

하루는 반드시 성공할 수 있는 방법

저는 금년 1월 21일부터 금연을 시작하여 만 19일째인 초짭니다. 다음은 제가 했던 방법인데 도움이 되시길….

① 지금부터 담배를 무지무지 많이 피운다. (종류 불문. 닥치는 대로 많이. 저는 1월 18일부터 무지 때렸심다. 원 없이….)

② 위 ①을 시행하다가 D - day를 잡는다. (휴일 같은 때가 좋음. 금연은 처음 1~2일이 젤 힘든데 그 땐 사람들과 안 만나는 게 좋음.)

③ 그 전날도 무지무지 피우고(술 먹으면 더 피게 되죠?) 집에 들어가면서 평소 보고 싶던 영화 비됴 몇 편, 박하사탕 1봉지, 껌 몇 통, 과자 디따 사 가지고 간다.

④ 담날은 휴일이니까 늘어지게 잔다. (반나절 성공)

⑤ 밥은 조금만 먹는다. 글구 잼싸게 어제 준비한 물건들을 가지고 방에 틀어박힌다.

⑥ 비됴 틀어놓고 넋을 잃고 본다. 그 놈 생각나면 먹는다.

하루는 절대 성공할 수 있습니다.

ID : jdi1211

변비 금단증상 퇴치법 한 가지!

제가 초기에 담배를 끊을 때(지금도 그리 오래 되지 않음, 200일 정도) 가장 힘들었던 부분이 바로 집에서 무료함을 달랠 때의 습관적 흡연과 화장실에서의 흡연을 참는 것이었습니다.

신경 쓸 일이 많은 직장과는 달리, 저는 집에서 무료함을 달랠 때 자주 무너졌습니다. 또한 화장실에 갈 때가 가장 고통스러웠는데,

변비가 아주 심했습니다. 이 일을 해결하는 방법을 저는 금연나라 사이트에서 찾았는데 그것은 '줄넘기'였습니다.

저녁식사하고 한 시간이 지난 후(금방 하면 오히려 해로움) 30분 이상 2천 회 정도 하면 흡연 생각은 물론이고 화장실에 가서의 일도 쉽게, 아주 쉽게 해결됩니다. 보너스로 팔·다리의 근육과 순발력이 향상되고 자신감이 배가되어, 금연에 성공하는 데 도움이 됩니다.

 ID : hani6085

패치

저는 금단증상과 니코틴 중독이 강한 편이라 패치를 사용했습니다. 제가 특히 여기서 말하고 싶은 건 패치 사용법인데, 의사가 아닌 제가 약사용법에 대해 임의적으로 말한다는 게 어떨지는 잘 모르겠네요. 암튼 저의 경험담을 얘기하는 것이니 괜찮다 싶으신 분들은 따라 하시기 바랍니다.

패치를 사용하게 되면 담배를 끊을 수 있는 확률은 높아지지만 그에 따른 경제적 부담 또한 무시할 수 없을 겁니다. 따라서 저는 일단 7장 들어 있는 패치를 한 통 샀습니다. 그리고 이틀 동안은 하루에 한 장씩 몸에다 붙이고 목캔디를 쉴새없이 먹었습니다. 솔직히 이가 아플 정도로 목캔디를 먹었습니다. (지금 제 책상 위에는 5통의 빈 목캔디 통이 놓여져 있습니다.) 그리고 3일째 되는 날은 패치를 반으로 자릅니다. 그리고 반 장을 몸에 붙이고 나머지 반 장은 다음 날 붙입니다. 그러면 4일이 지나게 됩니다. 그리고 5일째는 한 장의 패치를 3조각으로 잘라 3일 동안 붙입니다. 그러면 8일이 지나게 됩니다.

그리고 9일째는 패치를 역시 4조각으로 자릅니다. 그렇게 되면 13일이 지나게 됩니다. 그리고 14일째 패치를 5조각으로 나눕니다. 그리고 19일까지 붙입니다. 솔직히 4조각까지는 담배 생각이 별루 나지 않지만 5조각을 내게 되면 담배가 무척 피고 싶어집니다. 이 때가 고빕니다. 그러나 이미 보름을 넘게 담배를 피지 않게 되면서 어느 정도 참을 수 있게 됩니다.

CHAPTER THREE

이럴 땐 이렇게 1
– 술자리가 문제라구?

 ID : 쥬발레

"죽어도 안 핀다!!" 크게 외쳐보자

현재 금연 8일째입니다. 그동안 술자리가 두 번!!! 결과는 나의 승리입니다. 마음 속으로 외쳤습니다. "절대 담배 안 핀다!! 안 핀다!! 죽어도 안 핀다!!" 몇 번 외쳐야 하냐구요! 언제까지 외치냐구요!! 맘 속에 뿌듯한 자신감이 생길 때까지요. 어떻게 아냐구요!!! 느낌이 팍 옵니다. 스스로 알 수 있어요, 분명히.

시원한 밤공기 속에서 저는 마음 속으로 세 번 외쳤습니다. 머리가 띵할 때까지요. 그 후 돌아온 술자리에서도 저는 담배 생각을 떨칠 수 있었습니다.

어쨌든!!! 술자리가 자신 없으신 분들, 피할 수 없는 술자리에 가시는 분들 기억해 주십시오. 자기 자신이 들을 수 있도록 맘 속으로 외쳐주십시오. "죽어도 담배 안 핀다!"

술자리 흡연 퇴치법

도를 닦는 사람이 득도를 하는 건 순간이라고 하지요? 어젠 제가 그 득도를 한 기분이었습니다. 바로 만인의 원흉인 술자리에서 어떻게 하면 담배를 피우지 않느냐 하는 비책을 터득했기 때문입니다.

어제 명예퇴직한 분의 자리를 메울 새로운 관리자가 부임한 날이라 조촐한 환영식이 있었는데, 결국에는 소주잔이 돌고 도는 격렬한 전쟁터가 되어버렸습니다. 그렇게 약 30분 정도 경과되니 애고 어른이고 담배를 안 피울 재간이 있나요? 거의가 한 개비씩 물고 뿌연 연기를 공중에 뿜어대기 시작했습니다. 술자리에서 한 번 땡겼다 하면 군대 훈련장처럼 절도가 있는 것도 아니고 담배연기가 쉽게 사라지는 것도 아니라서 금연자들은 고초를 겪는다는 거 잘 아시죠? 무엇보다 담배냄새가 구수해진다는 사실을 누구도 부인할 수 없을 겁니다.

연신 뻐억…, 푸우~~~ 쿨룩.

게다가 마늘, 파에 니코틴을 섞은 느끼~~한 냄새와 알코올에 자기 몸을 맡겨버리는 사람들이 많더군요. 그러니 저라고 거기서 흡연의 유혹을 받지 않을 수 있겠습니까? 금연 경력 5개월이 넘으면 뭐합니까? 담배가 얼마나 지독한 놈인데….

어제는 도저히 참을 수 없는 단계까지 도달하자, 다음과 같이 생각하고 행동해 봤습니다.

1. 연장자 앞에서 ─ "내가 이분 앞에서 담배를 피우는 건 예의에 어긋나니 참자."
2. 연하자 앞에서 ─ "내가 이 사람에게 모범을 보여야지, 어떻게 담배를 피운단 말인가?"
3. 동년배 앞에서 ─ "건강한 삶의 모습을 보여 주자. 자네도 나처럼 건강을 생각해야지."

위 세 가지를 지키다 보니, 담배 필 마음이 사라지더군요. 여러분들도 한번 실천해 보세요. 이왕이면 그들에게 금연을 선포하면 책임의식 때문에 효과가 더 증대됩니다. 단, 인간관계를 생각해서 완곡한 표현을 쓸 것을 요망합니다.

ID : 조깅맨

깜짝쇼~! 날로 씹어 삼키기

지난달 초순께, 사회적 신분이 약간 높은 양반과 네다섯 명이 한 잔하는 자리에서 술이 몇 순배 돌고 나서 얼근해지기 시작할 무렵, 한 양반이 담배를 한 개비씩 권하였다.

모두들 슬금슬금 한 대씩 피워대고 있는데, 나는 "금연 중"이라고 대답했다. 그러자 "금연은 무슨…" 하며 강권하는 것이었다. 그래서 할 수 없이 받긴 받았는데…, 그냥 면전에서 날로 씹어 삼켜버렸다. 필터는 뱉어 버리고.

그 양반, 간담이 서늘했던 모양이다. 그래서 나는 출세하곤 거리가 먼가보다. 그 날밤 속이 아파 혼났다. 생담배도 독이 많은가 보다….

◀)) ID : 산하

終身禁煙! 愛 酒歌 戰士님들께

저는 술과 노래를 매우, 아주, 정말로 좋아하는 애주가입니다. 특히 막걸리, 생음악(젓가락으로 장단맞추기) 예찬론자입니다. 또 항상 분위기 메이커여서 남들이 가만히 있어도 제가 구실을 만드는 바람에, 술 못 먹는 친구들 입장에서는 한 마디로 죽일 놈이죠.

그런데 이 술이 지난 수년간의 두 번의 금연실패의 일등공신입니다. 해서 이번엔 나름대로의 비책으로 버티고 있습니다. 어제의 술자리에서도 효과를 일부 봤습니다.

1. 절대로 나서서 분위기를 잡지 않는다. (2차 이상 포함)
2. 업무상 술은 가능하면 낮에 마신다. (낮은 과하지 않으니까.)
3. 저녁에 가더라도 최대한 적게 마신다. (물 반, 술 반)
4. 술뿐만 아니라 술집 분위기 때문에 욕구를 주체 못할 때를 대비하여 최초 금연 결심 때 적은 일기(결의문 등)를 작게 또는 간략하게 복사하여 휴대용으로 가지고 다닌다. (화장실에서 읽음.)
5. "우리끼리(친한 친구, 가족)" 성격의 자리에서는 절대 술을 먹지 않는다. (물론 충분한 이해가 될 수 있는 부류이므로)

다른 사람들은 어떻게 담배를 끊었지?

ID : gmankim

전략적 술자리 접근법

어제 저녁, 정말 내가 생각해도 너무 신기했다. 이 사나이 열풍이 무엇인가 해낸 것이다!

직장 동료들의 모임이 어제 저녁에 있었다. 아침에 집을 나오면서 마누라한테 "당신 금연도 오늘로서 끝나는 구려"라는 말을 들었다. 하기야 이 모임에 가기만 하면 빨리 귀가하는 시간이 새벽 2시고 매번 술과 담배로 찌들어 후유증 기간이 3일 정도 있었으니 마누라 말이 틀린 건 아니었다. 그래서 이번에는 나의 굳은 의지를 보여 줄 기회다 싶어 이렇게 그 날 저녁을 넘겼다.

1) 모임 시간보다 30분 정도 늦게 도착했다.

2) 차를 몰고 갔다.

3) 술을 권해 올 때 차 핑계를 대고 또 요즘 건강이 안 좋아 약을 먹고 있다는 이유로 술을 사양하니 다들 이해해 주었다.

생각해 보면 과거 이 모임에서 새벽까지 술과 담배로 밤새워 전쟁을 한 나는 얼마나 술과 담배의 노예가 되었던가. 이러한 생활에 대한 나의 변화 의지가 없었다면 나는 오늘 아침,

1) 늦게 일어나 아침 운동(등산)을 못했을 것이고

2) 속이 쓰려 국물을 찾았을 것이며

3) 밥알이 모래처럼 느껴졌을 것이고

4) 담배냄새가 온몸과 옷에 진동했을 것이고

5) 그 역겨운 냄새가 하루 종일 입 안에서 맴돌았을 것이고
6) 마지막으로 회사에 지각했을 것이다.

금연을 시작한 동지 여러분, 우리 모두 정말 사람다운 삶을 위해 담배와의 전쟁을 선포합시다. 그리고 금연 반드시 성공합시다.

ID : 안티 담배

술과 담배 사이 이간질하기

이건 어디까지나 의학적 근거가 없는 제 개인적인 생각입니다만, 제 생각에 흡연은 '화장실—담배', '스트레스—담배', '커피—담배' 등의 조합과 같은 맥락인 거 같습니다. 익숙한 버릇, 그 이상도 이하도 아니죠.

어차피 금연은 3일에서 길어야 일주일 정도의 니코틴이 빠져나가는 기간을 제외하면 대부분이 버릇과의 전쟁인 만큼, 특히 마음이 풀어지기 쉬운 술자리에서의 금연유지가 제일 어려운 거 같습니다.

금연에 있어선 사고의 전환이 가장 중요한 거 같습니다. 처음부터 담배를 물고 태어났던 것도 아니고, 꼭 화장실, 술, 커피 등과 담배가 조합이 되어야 할 이유가 없다는 사고방식을 늘 주지해 보는 게 개인적으론 많은 도움이 되고 있습니다.

저는 금연 시작하고 2일째부터 술자리는 마다 하지 않고 뻔질나

게 드나들었는데, 처음엔 죽고 싶을 만큼 힘들었습니다. 그러나 나름대로 새로운 버릇(술 마실 때 담배 안 물기)을 만들자는 각오로 서너 번 악으로 버티다 보니 나중엔 또 그것에 익숙해지더라구요. ^^

버릇 역시 만들기 나름인 거 같습니다. 아침 운동하시는 분들이 늘 말씀하시듯, 한 3일만 억지로라도 나가서 뛰다보면 몸에 벌써 익어 운동 안 나가면 이상하다는…. ^^

 ID : 라뽀

[펌] 술자리에서 금연하는 20가지 방법

1. 자신과 싸워 이길 준비를 하라.

결국 흡연을 선택하는 것은 자신입니다. 자신이 무엇에 약한지를 알고 대처한다면 아무리 강한 유혹도 이겨낼 수 있습니다.

2. 자신이 없다면 도전하지 말라.

'술을 마실 때는 절대로 담배를 참을 수 없다'고 생각된다면, 술자리를 피하셔야 합니다. 금연을 시작한 지 얼마 되지 않은 분들의 경우에는 정면돌파가 미덕이 아닙니다.

3. 초반부터 제압하라.

담배를 권하는 사람이 있다면 처음의 거절을 분명하게 하십시오. 그것으로 부족하다면 모두에게 "나는 담배를 끊었다"라고 선언하십시오.

249

4. 최대한 유머를 사용하라.

지나치게 비장하거나 뻣뻣하면 주위의 흡연자에게 공격당할 가능성이 커집니다. 금연으로 웃음을 만들 수 있다면 주변 사람들의 호응을 얻기도 쉬울 것입니다.

5. 담배를 훔치지 말라.

안타깝게도 회식이 끝난 뒤에 남아 있는 담배를 슬쩍 챙기는 분들이 많습니다. 아예 주변 사람에게 단속을 잘하라고 타일러 놓는 것도 좋겠습니다.

6. 대책을 적어도 다섯 가지 이상 생각하고 회식에 임하라.

대책을 생각하는 그 과정 자체가 자신을 가다듬는 데 큰 역할을 할 것입니다.

7. 취하지 말라. 마실 양을 미리 정하고 시작하라.

알코올은 자제력을 녹여 사라지게 만듭니다. 취하지 않을 양을 정해놓고 '계획 음주'를 하셔야 합니다.

8. 담배 없이도 사람들과 소탈하게 이야기할 수 있음을 잊지 말라.

흡연이 소탈하게 대화하는 유일한 방법은 아닙니다. 그저 그 분위기에 익숙할 뿐이죠.

9. 회식을 시험 무대로 생각하라.

당신이 진정 담배를 끊기를 기원하고 있는 당신 팬들의 응원 소리에 귀 기울여 보십시오.

10. 이번 회식을 잘 버티면 다음은 훨씬 쉬워진다는 점을 생각하라.

한 번이라도 도전해 보신 분이라면 이 말이 사실임을 잘 아실 것입니다.

다른 사람들은 어떻게 담배를 끊었지?

11. 찬물을 준비해 두라.

담배를 피우고 싶어질 때 들이킬 찬물을 항상 손이 닿는 곳에 두고 조금씩 마십니다.

12. 가족과 내기하라.

회식이라는 위기에 대해 설명하고, 잘 참을 경우 무엇을 해줄 것인지 가족들에게 약속을 받아냅니다.

13. 다른 사람이 되었다고 생각하라.

지난 회식 때와는 다른 사람이 되었다고 스스로 자신해 봅니다.

14. 흡연자 곁에 앉지 말라.

스스로를 일부러 시험에 들게 할 필요는 없습니다. 연기로부터 멀리 떨어지는 것이 좋습니다.

15. 축하해 달라고 너스레를 떨어라.

회식을 자신의 금연을 축하하는 축하 파티로 여기시기 바랍니다.

16. 담배 피우는 아이들을 생각하라.

지금 당신의 흡연이 자녀의 흡연 가능성도 높인다는 점을 생각합시다.

17. 귀가 길에 담배 가게에 들르지 않도록 조심하라.

방심하지 마십시오. 회식 자리에서는 결심을 굳히고 있다가, 보는 눈이 없어지면 금새 담배 가게를 찾는 분들도 있습니다.

18. 과식하거나 기름진 안주를 많이 먹지 말라.

과식을 하거나 기름진 음식을 먹는 것 모두 흡연을 부릅니다. 대신 야채를 많이 먹는 것은 좋은 방법입니다.

19. 화장실과 복도를 조심하라.

회식 장소에서 살짝 벗어난 장소 역시 유혹의 장소입니다. 일어서기 전에 유혹에 대비합니다.

20. 회식 중에 평온한 마음을 유지하라.

술자리에서 싸우거나 흥분하거나 슬퍼하거나, 언쟁에 휘말리지 않도록 합니다.

이럴 땐 이렇게 2
- 스트레스 때문이라구?

🔊 ID : 이기자

흡연이 오히려 스트레스를 가중시켜

저는 건강을 악화시키는 여러 요인 중에 스트레스가 가장 크다고 생각합니다. 왜냐하면 모든 생물은 유해한 환경 속에서도 살아남을 수 있도록 자체적인 방어체계를 갖고 태어났는데 스트레스는 바로 이 시스템을 파괴하기 때문이죠. 게다가 스트레스는 하고 싶은 일을 못하거나 싫은 일을 해야 할 때 생깁니다. 즉 갈등상태일 때 생깁니다.

담배의 정체가 밝혀지지 않았을 때는 모르지만 지금 시대에 담배의 해독을 부정할 이론은 아무것도 없습니다. 생활의 질이 풍요로워진 현대에 건강에 유해한 물질을 갈등 없이 받아들일 수 있는 사람 또한 없습니다. 더욱이 오염된 대기환경 탓에 폐암이 사망원인 1위로 올라선 한국에서야 더 말할 것도 없겠죠.

253

결국 흡연자는 끊임없는 갈등 속에서 담배를 피워야 한다는 말이 됩니다. 잠시 나약한 논리로 자기 합리화를 하지만 그 근거는 점점 약해져서 더 이상 아무 위로도 되지 않습니다. 물리적으로 신체에 타격을 주는 것도 문제지만 이러한 심리적인 갈등이 더 큰 해독을 줄 수도 있습니다.

자신의 행동의 정당성을 스스로에게 인정받지 못할 때 삶의 모든 부분이 뒤틀리게 됩니다. 금연이냐 흡연이냐는 더 이상 선택의 여지가 없다고 생각합니다. 네 바퀴가 모두 한 방향으로 굴러가도 어떻게 될지 모르는 치열한 경쟁사회 속에서 이러한 갈등 구조를 가지고 어떻게 승리할 수가 있겠습니까? 모두 금연하여 휠밸런스 (자동차 바퀴가 전방을 향하여 잘 굴러가도록 조정하는 것)를 맞춥시다.

 ID : 이쁜토끼앤

스트레스를 담배가 아닌 다른 방법으로

금연한 지 벌써 200일이 되었군요. 결코 짧은 시간은 아니었지만, 분명한 것은 담배를 피웠던 그 당시 저는 스트레스를 풀기 위해 담배를 핀 것이 아니었다는 사실입니다. 사회적으로 담배를 피면 스트레스가 풀린다는 생각이 만연했고 저도 그런 줄 알고 믿었습니다. 그게 바로 담배 악마의 유혹이라는 것을 몰랐던 거죠.

지금의 저는 스트레스를 담배가 아닌 다른 방법(달리기, 심호흡, 녹차 마시기 등등)으로 해결하고 있습니다. 그래도 다 풀리더군요.

스트레스라는 것은 받아들이는 사람의 마음 준비가 어떠냐에 달려 있다고 생각합니다. 스트레스 때문에 담배를 끊지 못하겠다 하시는 분들은 그냥 계속 피시다가 폐암이나, 후두암에 걸려서 결국 극한의 스트레스를 받으면서 평생을 사셔야 할 것입니다. 그보다 심한 스트레스가 과연 있을까요??

(◀))) ID : 솔잣집

정확한 원인 분석

어제 일산 호수공원 금연캠페인에서 있었던 일화를 소개합니다.

9시 경에 마라톤 출발을 하고 나자 미관광장이 텅 비게 되었습니다. 마침 아침 일찍 나오느라 아무것도 먹지 못해 포장마차에서 컵라면을 시켜 먹고 있는데, 한 50대 아저씨가 담배를 꺼내 무는 것이었습니다. 제가 그 기회를 놓칠 리가 없죠. 곧 팜플렛과 껌을 드리면서 "아직도 담배를 안 끊으셨습니까?" 하고 말을 건넸습니다. 그러자 자신은 직업(환경미화원)상 스트레스 때문에 담배를 끊을 수가 없다고 하시는 겁니다. 게다가 봄부터 가을까지는 거의 매주 행사가 있어서 쓰레기를 치우느라 매우 힘들다고 하셨습니다.

그래서 "그렇다고 직장 동료분들이 모두 흡연하는 것은 아니지 않습니까?" 하고 반문했더니 "그런 건 아니지요"라고 대답하시더군요. 저는 이 틈을 놓치지 않고 바로 공격(?)에 들어갔습니다. "그것 보세요. 스트레스는 흡연하기 위한 가짜 핑계입니다. 남을 위해

광장을 깨끗이 치우는 일만 하시지 말고 자신의 건강을 위해 좋은 일도 하세요"라고 말씀을 드렸더니 "정말 끊어야 할텐데…"라고 그분은 말을 받았습니다.

스트레스, 술, 상을 당한 일…. 그 어떤 것도 날조된 흡연 핑계입니다. 정확한 원인 분석은 금연 성공을 보장할 것입니다.

 ID : 새롬

최악의 상황을 상상하며

전 금연 기간 중의 심한 스트레스나 정신적 충격에 어떻게 대처할 것인가 생각해 보곤 했습니다. 지금도 가끔은 생각하구요. 예를 들면 이런 거죠.

1. 사랑하는 애인에게 버림받았다.
2. 부모님이 돌아가셨다.
3. 전 재산을 사기 당했다.
4. 사고를 당해 내가 식물인간이 되었다.
5. 절친한 친구가 배신했다.
6. 하루 종일 머피의 법칙 연속이었다.
7. 억울한 누명을 썼다.
8. 직장 상사, 선배 등에게 하루 종일 망신당하고 욕먹었다.
9. 왕따 당했다. (그 외 너무나 절망적인 상황 등등)

차마 말로 하기 죄송스러울 정도로 심한 상상을 하고 내가 그런 상황에 처했을 때 담배를 참을 수 있을까를 미리 상상으로 체험해 보는 것입니다. 그냥 단지 한 번 생각해 보는 것만으로도 상당히 침착해지는 자신을 발견할 수 있을 겁니다. '어떤 어려움도 흡연을 한다고 해서 해결되거나 그 상황이 나아지지 않는다'는 것을 인식하는 게 상책입니다. 흡연의 가능성이 있는 주위 환경을 미리미리 차단하고(금주 등), 최악의 상황은 미리 시나리오를 작성해서 머릿속으로 체험해 보는 것이 상당히 도움이 되리라 믿습니다.

◀))) ID : 민식

공격이 최선의 방어다

저는 가장 힘들었을 때가 금연 초기에 부부싸움을 했을 때였습니다. 사실 금연 초기가 얼마나 감수성이 예민할 때입니까? 거의 매일 일촉즉발의 위험성이 곳곳에 도사리고 있을 때 본인의 입장도 헤아리지 않고 시비를 붙여 오니….

엄청나게 성질 나서 대여섯 개비를 한 입에 한꺼번에 물고 안방에서 보란 듯이 피워버릴까도 생각했습니다만, 목숨걸고 꾹꾹 눌러 참았더니(가슴에선 소다 한 바께스 풀어놓은 듯이 흡연욕구가 부글부글 끓어올랐음에도 불구하고), 그 다음부터는 웬만한 스트레스는 눈 깜짝 안 하게 되더라구여. 스트레스를 극복한 셈이죠.

금연 중기 정도에 접어들었을 때는 가장 견디기 힘들다는 술자리에서 내공을 다진 경험도 있습니다. 술자리에서 흡연욕구가 가장 많기 때문에 거기에서 이기면 다른 것도 이길 수 있다는 원리를 적용한 겁니다. 아쉽게도 한 차례 실패도 있었지만 재차 도전하여 승리를 쟁취했습니다. 그 후 여러 차례의 술자리를 무난히 넘겼으며, 오히려 술 마시며 담배 안 피는 것을 기쁨을 가지고 즐겨하기도 했습니다.

제가 이용한 방법이므로, 여러분들도 해 보라고 권장하지도 단정짓지도 않겠습니다(사람마다 체질이 다르다는 것 정도는 인정하기에). 하지만 덕분에 그보다 유혹의 강도가 약한 어떤 요인(스트레스, 고민, 피로, 배신감, 모욕, 나태, 연민, 좌절 등의 감정)이 발생했을 시에도 별 무리 없이 넘길 수 있었습니다.

가장 어려운 요인을 극복하는 일, 이게 금연에 있어서 가장 중요한 일이라 판단됩니다. 위험을 정면으로 부딪히지 않고 피해 다니다 보면 언젠가는 반드시 걸리게 됩니다. 턱이 약한 권투선수가 잽성의 펀치만 맞아도 K.O. 되듯이 말입니다. 면역성이 없는 자의 불행이 아닐 수 없습니다.

저는 이렇게 스트레스와 술좌석을 극복한 후부터 자신감이 붙더라고요. 그게 바로 내공이라고들 하죠. 자신이 힘들다고 생각하는 난관을 일단 이기고 봐야 합니다. 그리고 이기려면 정면으로 부딪혀야 합니다. 거기서 승리를 해야 합니다. 그렇게 모든 적을 차례로 격파한 후에는 어느덧 정상에 우뚝 선 자신의 모습을 발견하게 될 것입니다.

이럴 땐 이렇게 3
– 딱 한 개비가 그리울 때

ID : noname

'한 번만' 참기

어제 저녁 어느 분께 그분 아버지의 이야기를 들었습니다.

아버지가 간암 3기였다고 합니다. 때문에 어머니는 지극 정성으로 식사를 해드렸다고 합니다. 정해진 식사시간을 채 3분을 어기지 않았고, 또 하루도 빠짐없이 녹즙도 드리구요. 자기도 어린 나이에 학교 가야 하는 시간임에도 불구하고 녹즙을 만들어야 하는 것이 그렇게 싫은데도 매일 했다고 합니다. 또한 어머니는 천연치료를 많이 연구하신 대학교수님의 지도를 지방에서 전화로 일일이 받아가면서 1년 동안 열심히 아버지의 병을 치료하기 위해 애쓰셨다고 합니다.

그렇게 1년이 지나니 놀랍게도 아버지의 병이 거의 다 나으셨다고 합니다. 그런데 문제는 병이 많이 나으니 아버지께선 예전에 드시던 음식들을 드시고 싶으셨나 봅니다. 그런 나머지 참지 못하고 어머니 몰래 사 드셨다고 합니다. 그렇게 몸에 좋지 않은 음식을 다시 드시니 병이 곧 재발하여 걷잡을 수 없이 나빠져 얼마 있지 않아 사망하셨다고 합니다. 그렇게 그 가족의 수고와 정성은 한순간에 물거품으로 돌아갔습니다.

저는 이 이야기를 들으면서 힘들게 담배를 끊으신 분들이 '한 개비'의 유혹에 넘어가 그 모든 수고와 고통을 헛수고로 만들고 다시 중독자가 되는 것과 같다는 생각을 했습니다.

 ID : hani6085

한 개비를 피고 난 후 괴로움을 생각하며

정말 따~~~~~악, 한 개비 생각이 간절히 날 때가 있습니다. 이럴 때는 정말 견디기 힘들죠?? 그럴 때는 일단 '지금까지 담배를 끊어오면서 힘들었던 게 단 한 개비의 담배로 물거품이 된다' 는 사실을 절대 잊지 마십시오.

그리고 한 개비의 담배를 피움으로써 드는 후회감과 자신과의 싸움에서 패했다는 자괴감에 괴로워 하는 자신의 모습을 생각하십시오. 그러다 보면 담배 생각이 싹 없어집니다. 그리고 나서 물을 한 잔 마시고 담배 생각을 모두 날려 버리시길.

다른 사람들은 어떻게 담배를 끊었지?

"난 방금 한 대 피웠어"

담배 한 개비가 나에게 무엇을 선사하는지 가만히 생각해 보자.

단 1분간의 흡연욕구에 대한 충족, 그러나 곧이어 별로 얻은 것도 없이 속은 것 같은 허탈감과 피 속으로 뇌 속으로 퍼져 들어간 담배의 독성물질을 느끼며 갖는 후회….

흡연욕구가 해결되는 시간은 단 1분뿐! 몇 분 뒤면 그 1분간의 해결도 무의미해질 뿐만 아니라 오히려 더 악화된다. 더 많은 니코틴을 요구하는 중독성 때문에 더 크게 요구하는 흡연욕구와 반드시 부딪히기 때문이다.

방금 전 한 대 피웠다고 생각하면 어떨까? 어차피 지금쯤은 흡연욕구가 또 일어날 테니까.

담배 한 개비가 갖는 본질과 속성을 깊이 헤아려 볼 일이다.

파도처럼 출렁이는 흡연욕구를 바위처럼 버티어낼 자신을 가집시다.

한 개비란 없다

저는 남자라면 담배를 피워야 한다는 쓸데없는 망상, 담배란 어떤 것일까 하는 호기심, 담배를 피워야 어른이 된다는 의무감(?), 그리

261

고 주위 친구들의 권유로 흡연을 시작했습니다. "하루에 한두 개비만 피자!"라는 어설픈 각오로 담배를 시작한 것입니다. 그러나 이것이 지금의 비참한 모습을 만들 줄은 정말 꿈에도 몰랐습니다.

어쨌든 하루에 한두 개비만 피우자는 어설픈 생각은 한 달 내에 깨지고 저는 어느새 하루에 반 갑, 그 후 언제부턴지 모르겠지만 한 갑, 그리고 한 갑 반씩이나 피워대는 골초로 변해 있었습니다.

흡연자 시절, 제가 가장 부러워하는 사람이 있었습니다. 누구냐구요? 비흡연자? 금연한 사람? 아닙니다. 말로만 들어 봤지 실제로 본 경험은 없는, "술 먹을 때만 담배 피는 사람", "필요할 때 한두 개씩 피우는 사람"입니다.

저 역시 흡연자 시절에는 이런 식의 흡연을 해 보려고 무던히 애를 썼었습니다. 그러나 과연 이런 식의 흡연이 있을 수 있을까요? 궁금하군요. 그렇게 할 수 있다면 좋으련만…. 그런데 이런 생각들이 금연을 어렵게 만드는 원인이 되기도 하는 것 같습니다. 어느 정도 금연에 성공했을 때 담배에 대한 자신감으로 이런 흡연을 희망하여 "하루에 한두 개비만 피우자!"(이는 신기하게도 처음 담배를 배울 때와 똑같습니다)라고 하여 자기 합리화를 시켜버리니까요. 그리고는 다시 흡연의 길로….

앞으로 한 개비 귀신 조심하겠습니다. 여러분도 한 개비 귀신 조심하세요!!!

CHAPTER SIX

이럴 땐 이렇게 4

– 전, 여잔데요

ID : coco0713

되풀이될 수 없는 죄인

　안녕하세요. 전 올해 32살로 금연을 시작한 지 7일이 지났답니다. 울 엄마가 절 낳았을 때 온전치 못하게 낳았답니다. 오른손이 약간 불편하죠. 머, 생활하는 덴 큰 불편이 없지만 외관상으루 안좋구요, 아무래두 약간의 불편은 있죠(자판두 거의 왼손으루만 친답니다).

　크면서 많은 고통과 좌절을 느끼다가 10년 전쯤부터 담배를 배우기 시작했구요. 속상한 일 있을 땐 어김없이 담배에 손을 댔죠.

　솔직히 이 때까지 금연의 중요성을 못 느꼈어요. 근데요, 저두 나이가 있어서리 내년 봄엔 아기를 가지루 했거든요. 제 신랑한텐 아기 가졌을 때만 안 피면 된다구 안심시키며 내년 봄까지 쭉 필 생각였는데 가만히 생각을 해봤어요.

263

울 엄마가 절 이렇게 낳아서 제가 남보다 맘 고생 더 해가며 살아온 날들을 말이져. 물론 엄마가 담배를 피거나 몸에 이상이 있어서 절 이렇게 낳은 건 아니지만여. 만약에 내가 아기를 낳았는데, 건강한 아길 낳을 수 있었는데 그놈의 담배 때문에 정상이 아닌 아기를 낳았다면…, 하고 상상을 해 봤어요.

무지하게 끔찍했어요. 되풀이될 순 없어요, 절대루. 나 하나로 됐거든요. 우리 아기까지 나처럼 되게 할 순 없어요.

여긴 여성만의 공간이기에 금연 이유가 거의 아기 때문인 거 같아요. 저 또한 마찬가지죠.

님들, 나 자신 때문에 끊는다면 오히려 쉽게 포기를 잘할 거 같아요. 하지만 우리에겐 모정이라는 놀라운 힘이 숨겨져 있잖아요. 다들 힘내시구요. 그깟 담배에 우리 이뿐 아기들을 빼앗겨서야 되겠어요? 건강하구 이뿐 아기들을 위해 오늘도 쪼금만 참죠. 힘든 건 사실입니다. 하지만 전 울 아기한테 만큼은 사지육신 말짱한 몸을 갖게 해 줘야 할 의무를 다 해야 하기에 오늘두 울 신랑과 함께 금연 화이팅이랍니다.

ID : bibari

떠나보낸 연인의 49재를 맞아

막 사춘기를 통과한 어리디 어린 소녀에게 그는 새로운 세계였습니다. 그와의 첫 대면은 약간 어색하고 쑥스러웠지만 그 어색한

순간이 지나면서 그의 매력에 급속도로 빨려들었습니다. 이후, 나는 그의 포로가 되었습니다. 언제 어디서나 그를 찾았고 그를 접하는 순간 마음의 위로를 받았습니다. 산에서도 들에서도, 글을 쓸 때나 책을 읽을 때도, 늘 그는 나의 벗이요 연인이었습니다.

잠자는 순간 외에는 한시도 그를 잊어본 적도, 그를 멀리해 본 적도 없습니다. 그리고 그에게처럼 만큼 맹목적이고 변함 없는 사랑을 바친 적도 없습니다. 어떤 불가피한 이유로 그와 잠시 떨어져 있게 될 때면 나는 늘 그리움으로 쩔쩔매면서 별리의 고통을 견딜 수 없어 몸부림치곤 했습니다.

그러던 그를 지난해 12월 초에 떠나보냈습니다. 그가 얼마나 내 사랑을 기만하고 나를 착취하고 괴롭혔는지를 알게 되었기 때문입니다. 그리고 웬만큼 단호한 의지가 아니고서는 그를 떠나보낼 수 없을 만큼 그에게 중독되었고 포박되었음을 뼈저리게 느끼고 있었기 때문입니다. 그래서 애증이 교차하는 그와 이제 과감히 결별하기로 마음먹었던 것입니다.

이제 그를 떠나보낸 지 49일째. 불교에서는 49재를 아주 소중한 의식으로 여기지요. 금연나라의 옛 단골 멤버인 글래디에이터가 금연 49일째를 기념하는 글을 올렸던 걸 기억합니다. 나도 이제 그날을 맞았습니다. 난 그를 떠나보내고도 늘 이틀도 못 견뎌 원수 같은 그를, 그놈의 정 때문에 다시 맞아들이곤 했지요. 49일째는 처음이랍니다.

이제 그는 더 이상 육체적으로나, 정신적으로나 나를 지배할 수 없습니다. 나는 이제 재를 올림으로써, 한때는 열렬한 찬미의 대상이었으나, 나를 파멸에 빠뜨린 장본인임이 드러난 그를 완전히 떠나보내려 합니다.

'중독된 사랑'의 여주인공 비바리가.

ID : 하늬바람

잊지 말자, 초심!

3일 전 저녁에 고기를 구워먹는데 그날따라 담배가 왠지 많이 땡기더라구요. 게다가 남편 바지주머니에서 힐끔 고개를 내밀고 있는 에세가 자꾸 눈에 어른거리고….

금연 두 달인데 한 개비만 피고 절대 안 피면 그만이지…. 아냐, 어떻게 해서 이룬 금연기간인데…. 이렇게 악마의 유혹이 계속되다.

애들이랑 남편이 방에서 텔레비전을 보는 사이 한 개비를 꺼내 화장실로 갔죠. 한 모금, 두 모금…, 입담배로 피는데 우와~ 세상에나 이건 내가 생각했던 달콤한 맛이 아니라 무슨 썩은 풀을 빠는 느낌이랄까…. 서둘러 아까운(?) 장초를 짓이겨 버리고 말았네요.

금나님들~ 그러니 저보고 다시 카운트해야 한다는 야박한 말씀은 부디 하지 말아 주세요. 싹싹 ^^;; 앞으로 정말 한 개비의 담배 귀신에 절대 홀리지 않도록 다짐 또 다짐해 봅니다.

그 날 남편한테 담배를 보면 유혹이 되니 제발 같이 금연하던가

집밖에서 피던가 알아서 하라고 괜히 성내고 타박했답니다. 남편왈, 끊지는 못하고 후자로 협조해주겠다는 다짐만 받구요.

금연 시작하신 분들, 그 유혹 첨엔 달콤해 보이지만 넘어가면 그 날루 후회막급, 공든 탑 하루아침에 무너진다는 사실 너무나 잘 아시져? 초심을 잃지 말구 끝까지 정진합시다~.

 ID : 글라라

내가 사랑했던 여자 맞어?

21년 동안 흡연하면서 1주일 금연은 고사하고 단 3일 금연도 해 보지 못한 나로서, 수없이 단 하루 금연만을 연거푸 해 왔었어요. 그나마 금연나라에 와서는 25일짜리, 12일짜리 금연도 해 보긴 했지만요. 금나의 힘이 대단하긴 하군요.

솔직히 "나! 오늘부터 꼭! 담배끊을 거야!" 하면 코방귀만 뀌던 남편이라 이번에도 이건 완전히 무시를 하는 거예요. 그런데 요번엔 금연을 1달 가까이 하고 나니 남편이 나에게 하는 말,

"내가 사랑했던 여자 맞어?"

또 다른 나로 보이나 보다. *^^* 흡연을 할 때도 나를 끔찍이 사랑해 주던 남편이었는데, 금연까지 실천하고 있으니 더더욱 예뻤겠지요. *^^* "이젠 남편에게 괜찮은 아내를 선물한다"고 하더니 진짜로 담배를 끊으니 더 더욱이 내가 달리 보였겠지요.

사실, 담배 피우는 아내와 같이 살기가 그리 쉬웠겠나? 아들에게

엄마의 흡연 사실을 숨겨주기 위해서 얼마나 애간장이 녹았을까? 무지무지 미안하더라고요. 내 나이 40이 넘은 나이에 늦게 철이 나려는지….

이 글라라 지금 비흡연자 아내는 아니지만, 금연자로 남편의 새로운 사랑을 듬뿍 받고 살고 있습니다. 어느 누가 말을 하더라고요. 피워 왔던 담배의 연수만큼 금연을 해야 담배를 잊을 수가 있고, 몸의 회복도 그만큼의 세월이 필요하다고요.

저희 부부는 21년씩 피웠으니 환갑이 되어야 담배 생각을 잊을 수가 있을 것 같군요. 아마도 우리 부부의 환갑 잔치는 특별한 환갑 잔치가 되겠군요. 꼭 내가 흡연을 한 세월만큼 금연을 하기 전에는 금연에 성공하였노라고 말하지 않을 거예요. 120일째, 글라라입니다. 서방님은 2달째 즐금 중.

ID : scarss

독약을 마시고 있다!?

담배 안에는 이상한 물질이 참 많은 것 같아요. 개미 죽이는 약, 비소, 화장실 세정제 등등…. 금연나라 사이트에 들어와 보기 전에는 담배 안에 여러 가지 혼합물이 있는 줄 알고 있었는데, 기껏해야 니코틴하고 타르(그 외 유해물질) 정도가 아니라 이건 진짜 생사람 하나 잡으려고 하는지…, 별 희한한 물질이 다 들었더군요.

이거 보니까 좀 열 받기도 하고…, 독약을 사서 피우는 기분…. 나라에서 나서서 담배 팔아먹으면서(독점이죠) 한편으로는 금연홍보. -0- 담배에 저런 유해물질들을 왜 집어넣는 건지. − −;;; 담배면 담배잎만 뽀개서 넣어야져. − −;;;;; 또, 사람들 계속 피우게 하는 중독성분까지 넣고. − −;;;;

금연을 결심한 게 갈수록 검어지는 얼굴하고, 조금씩 늘어가는 주름살 때문이랍니다. 담배 때문에 변해가는 피부 때문에 조금씩 늙어 가는 게 보이는 것 같아 이제 피울 마음이 안 들더군요. 거기다가 늙어서 암 때문에 고생할 거 생각하면 못 피겠더군요. 현재 4년째 피우다가 어제부터 안 피웁니다. 금연하시는 분들 같이 힘냅시다.

◀ᴐ)) ID : 좋은향기

광복절이 따로 있나요?

오늘이 4일째네여. 참 많이 지난 것 같은데 겨우 4일이에요…. 하지만 저는 요즘에서야 비로소 해방과 자유를 느낍니다.

먼저 언제나 담배를 한 대 피워야 하는 데서 오는 강박관념이 사라진 것 같아서요. 마치 시간이 남을 때 담배를 피는 게 아닌, 일부러 시간을 만들어서 담배를 피워대야 했던 노예 생활에서의 해방감. 특히 TV를 보거나 공부를 하거나 또는 무엇을 하건 간에 쭉 한 가지에 집중할 수 있어서 좋습니다. 가끔씩 과식을 하거나 기분이 꾸리할 때는 담배 생각이 나는 데여, 아직도 금연한다 해놓구 한 대 피웠을 때 그 맛없었던 느낌과 후회가 생생해서요, 참을 수 있어요. 저는 이제 담배를 입에 물기도 싫습니다. 만지기도 싫구여.

그리고 제 생각인데 금연은 동기가 확실하고 분명하고 강하게 마음 속에 있어야 할 것 같아요. 마치 시험을 앞두고 공부하는 거랑 그냥 막연히 공부하는 거랑 맘가짐이 틀리는 것처럼여.

담배를 다시 피면 어떻게 될 것인지에 대한 생각도, 저는 특정한 한 인물(경쟁상대 등등)을 생각해 놓고 "내가 담배를 다시 피면 그 사람에게 지는 것이다"라는 생각을 많이 해요. 윽, 정말 피고 싶지 않아요, 그러면 약올라서. 금연을 통해 저의 독한 모습을 보이고 싶어요. ㅋㅋㅋ 그리고 금연이 한 달 이상 지속된다면 저는 다른 도전도 할거예요.

저의 강한 의지에 정말 제 자신이 뿌듯합니다. 그리고 이제는 담배 생각이 안 나는 시간이 더 많아지네여. 좀더 빨리 담배를 끊었어야 했다는 생각두 들구여.

여러분들도 파이팅~~ 우리는 할 수 있어요!

 ID : 자유인

인생을 개조할 수 있는 기회!

금연생활을 이어오고 있습니다. 17일 되었네요. 각자 금연을 대하는 특별한 마음가짐이 있으시겠지만, 저는 금연을 '기회'라고 생각하고 적극적으로 이용하려는 마음을 먹었습니다. 바로 인생을 개조할 수 있는 기회요! — 너무 거창한가요?

사실 항상 오늘이 마지막 살 날인 것처럼 분명히 깨어서 살아간 다면, 습관이란 것이 별 의미는 없겠지요. 하지만 우리는 항상 영원히 살 것처럼 인생을 반쯤은 꿈처럼 흘려보내면서 살고 있는 게 사실입니다. 과거의 포로, 습관의 포로가 되어서 말이죠. 때문에 좋은 습관을 행하면 삶을 좀더 수월하게(?) 살 수 있을 거예요. "습관이 운명을 만든다", "현재의 습관이 미래를 결정한다"란 말도 같은 의미겠지요. 우리의 발목을 잡는 것은 단지 오래된 습관을 답습하기 때문일 뿐이라는 걸 깨닫는 순간, 변화의 희망이 보이는 거지요.

그런 의미에서, 우리 금연자들은 엄청 중요한 기회를 눈앞에 두고 있는 거라고 봐요. 금연 결심을 하고 실행해 가면서 우리는 우리의 삶을, 과거를, 습관을 돌이켜 볼 기회를 갖게 됩니다. 그리고 지금의 나에 대해, 불만족스러운 것들에 대해 "나는 이러이러한 사람이야" 하는 선입관으로 규정하는 대신, "어머, 나에게 이러이러한 안 좋은 습관이 있었네. 고쳐야지!"라는 긍정적 에너지를 얻을 수 있습니다.

습관을 고친다는 것이 물론 쉬운 일은 아닙니다. 하지만 우리가 가진 어려움, 금단증상 등을 이기고 금연습관을 만든다면, 우리는 스스로에 대한 자신감으로 가득 찰 것이고, 다른 어떤 것도 해낼 수 있다는 마음을 갖게 될 것입니다. 앞으로의 삶이 바뀔 것입니다. 어때요? 이 기회를 꼭 붙들어야 할 것 같지 않으신지요?

처음부터 아예 흡연을 하지 않았더라면, 이 힘겨운 과정을 겪지 않아도 됐겠지요. 하지만 우리가 흡연을 하고, 다시 이런 금연에 도전하게 된 것에는 분명 어떤 뜻이 있을 겁니다. 스스로를 이길 수 있는 능력이 있음을 망각한 채 평생을 살 수도 있었을 것을, 금연과정을 통해서 인내를 발견하고 새로운 삶을 살아라! 하는 메시지 말이죠.

그런 의미에서, 저는 한때 심한 금단증상으로 고생하시는 분들이 부럽기까지 했답니다. 그런 분들은 그 시기를 이겨내면 저보다 훨씬 많은 것을 얻을 거란 생각에 말이죠. 그러니까 자꾸 금연에 실패하시고 재흡연 하시게 된 분들도 절대 포기하시면 안 돼요. 그런 분들에게는, 분명히 더 큰 무엇을 깨닫게 하고 성취하게 하기 위한 메시지를 보내는 것일 테니까요. 그러니 꼭 성공하셔서, 그 메시지를 양손에 꼭 거머쥐셔야 합니다.

ID : 핫세

드뎌,,,, 신랑을 꼬셨습니다~~!!

안녕하셨는지요?? 저는 오늘로써 금연 128일째를 맞이하네여. 전에두 글을 올렸지만 금연 후 아기두 생기고 정말 행복한 아줌맘니다.

참 가증스럽게도, 전에는 신랑과 같이 TV를 보면서 버젓이 흡연을 하곤 했답니다. (신랑이 싫어하긴 했지만 제 고집 때문에 거의 포기 상태였었죠.) 그 땐 저는 물론이거니와 신랑이 흡연하는 것도 그저

당연한 일이었죠. 식후나 화장실을 갈 때나 서로 달라면 담배도 갖다주고 그랬었는데…. ㅠ.ㅠ

그런데 제가 끊고 나니 신랑이 담배 피우는 꼴을 볼 수가 없더군요. 제가 못 피우는 앙갚음이 아니라, 너무너무 안타까워서 볼 수가 없더라구요. TV에서 나오는 병든 몸이며, 담배 내용물이 어쩌구저쩌구 하는 거며, 오만 가지 걱정이 물밀듯이 밀려오더군요. 참 가증스럽죠??

그래서 신랑두 금연시키기로 작정을 했죠. 저희 신랑… ㅠ.ㅠ … 전혀 금연이 안 될 것 같았던 사람입니다…. (너무 당연한 흡연자!!) 우선은 신랑을 강제로 금나에 가입시켰죠. (가입 안 하면 그 좋아하는 '뮤' 게임 못하게 할거라구 협박하며…) 그리고 매일 10분 정도씩 금나에 들어와서 글을 읽게 했어여. 이것두 강제죠. 그리고선 살살 꼬셨죠, 우선은 신랑 입에서 "알았어!! 끊을게!!"라는 말이 나오도록. 그 말을 듣자마자 바로 저는 집에 있던 신랑 담배 3갑(새 것, 피던 것)을 묶어 베란다 밖으로 힘껏 집어던졌습니다. 우리 신랑…, 충격 먹더군요, 쩝.

그래서 엉겁결에 금연을 시작한 우리 신랑, 사실 별로 기대한 건 아닌데

첫째날 – 일요일이라 저랑 하루 종일 있느라 못 피웠죠.

둘째날 – 회사에서 동료 담배 두 모금 빨고는 다리 후들거려 죽는 줄 알았답니다.

셋째날 – 아침에 슈퍼에 들러서 과자를 잔뜩 사들고 회사 가더군요.

273

넷째날 – 앞동 형님네서 소주를 마시는 자리가 있었습니다. 그런데 매형이 담배를 피우니까 저쪽으로 도망을 가더군요. 기특해라.

다섯째날 – 오늘입니다. 퇴근해봐야 알겠지만 오늘도 과자를 한 봉지 싸들고 갔답니다. 믿어야지요.

며칠 안 되지만 신랑은 물과 녹차 등을 엄청 마시네여. 그리고 감기약 먹은 것처럼 몽롱하다고 하네여. 사실 전 마치 계시를 받은 것처럼 어느 날 갑자기 금단증상도 없이 딱 끊었답니다. 제가 생각해도 제 자신이 넘 신기하게…. 그래도 그 유혹의 기분을 알기 때문에 신랑에게 부담 안 가도록 격려하려고 노력 중입니다.

나중에 우리 아가가 태어날 즈음이면 우리 집안에 담배는 흔적도 없겠지요? 그렇게 되기 위해 열심히 노력할 겁니다.

여성이 담배를 끊어야 하는 7가지 이유

체중감량을 비롯한 여러 가지 이유로 담배를 피우는 여성들이 갈수록 늘고 있다. 이는 남성 흡연이 줄어드는 추세인 것과는 사뭇 대조적이다. 여성들, 특히 가임연령 여성의 흡연이 해롭다는 것은 널리 알려진 사실이다. 〈메디컬 트리뷴 뉴스*Medical Tribune News*〉지는 96년 한 해 동안 국제학회에 보고된 논문을 토대로 여성이 담배를 피우지 말아야 할 7가지 이유를 꼽았다.

1. 미국 국립암연구소*National Cancer Institute, USA*는 91년에서 95년 사이 **여성의 폐암은 6.4% 증가하고, 남성의 폐암은 6.7% 감소했다**고 발표했다.

2. 미국 폐협회*American Lung Association*는 **담배를 피우는 청소년들, 특히 10대 소녀의 경우 폐가 제대로 성장하지 않는다**고 보고했다.

3. **담배를 피우면 자궁경부암에 걸리기 쉽다.**
   미국 연구팀들은 자궁경부에 전암성 병변(0기 암)이 있는 흡연 여성 28명에게 담배를 끊게 하자, 75%인 23명에게서 전암성 병변이 작아지거나 아예 사라졌다고 국제의학저널 〈랜싯*The Lancet*〉에 보고했다. 그러나 담배를 계속해서 피운 47명의 그것은 작아지지 않았으며, 28%는 오히려 더 커져서 암세포로 발전했다.

4. **담배를 피우면 임신이 잘 안 될 뿐 아니라, 시험관 아기나 여러**

가지 불임시술 성공률도 낮아진다.

미국 아이오와 대 연구팀은 흡연 여성들의 인공수정 성공률이
비흡연자의 절반쯤에 불과하다고 보고했다.

5. **임신 중 담배를 피우면 한 곳에 집중을 못하거나 과잉행동을 하
   는 주의력 장애—행동장애 아이를 낳을 확률이 비흡연 여성보
   다 3배나 높아진다.**

6. **임신 중 담배를 피우면 태아가 저산소증에 걸릴 확률이 높다.**

   오스트레일리아 연구팀은 태아 469명을 조사한 결과 흡연 여성
   의 태아들은 비흡연 여성의 태아보다 폐기능이 훨씬 떨어졌다
   고 〈랜싯〉 지에 보고했다.

7. **담배를 피우면 머리가 빨리 희어지고, 주름살도 늘어난다.**

   영국 랭커셔 레이 병원의 모슬리 박사는 여성 300여 명을 조사
   한 결과 흡연 여성이 50세 전에 흰머리가 될 확률은 비흡연 여
   성보다 4배 높고, 주름살도 훨씬 많아진다고 영국 의학지 〈브리
   티시 메디컬 저널British Medical Journal〉에 보고했다.

다른 사람들은 어떻게 담배를 끊었지?

CHAPTER SEVEN

이럴 땐 이렇게 5

- 나이가 어려서, 원

🔊 ID : 챔피언

끊어야 하는 확고한 이유

안녕하세여.

금단현상도 살찌는 것과 흡연욕구 이외엔 별루 못 느끼겠구, 이대로만 가면 좋겠네여. 실은 제가 그저께 담배 귀신에 홀려서 새벽이 다 돼가는 시간에 담배를 사러 온 슈퍼를 다 돌아댕겼어여. ㅡ_ㅡ;; 결국 아직 청소년인 관계로 못 샀지만….

예전에는 구멍가게 들어가서 의심하면 그냥 20살이라고 하면 다 주던데 그날따라 안 주더라구여. 그 때는 열받았었는데 지금 생각하면 다행이네여. 하나님께서 금연하는 것을 도와 주신 것 같아여. ㅋ

그 모습을 떠올리니까 정말 그 때 제 모습, 담배의 노예가 된 듯…. 그 날 집에 와서 제 모습을 보니까 너무나 처량해 보이고 불쌍해 보였어여. 그깟 담배 때문에…. 내가 정말 왜 그랬을깡. =.ㅡ 전 그냥 내가 끊으면 끊는 거지…, 이런 생각을 갖고 있었는데 끊는 다는 게 쉽지가 않네여. 지금도 흡연욕구가 약간씩은 남아 있어여. 짜증나는 일, 화나는 일, 슬픈 일, 괴로운 일… 등등, 힘들어질 때마 다 다시 찾게 되는 게 담배인 것 같아여. 담배를 핀다고 해결되는 건 아무것도 없는데 왜 그렇게 피고 싶은 건지…. 내 몸만 안 좋아 지는 건데.

지금 안 끊으면 내년에 민증나오면 담배도 맘대로 살 수 있고 이 제 성인이라는 생각에 더 피울 것 가타여. 그래도 저에겐 끊어야 하 는 확고한 이유가 있으니까 지금까지 올 수 있던 것 같네여.^^ 운 동하는 사람은 담배 피면 많이 안 좋다고 해서염~!

앞으로도 지금처럼만 잘 이겨낼 수 있었으면 좋겠네여~. 모두 들 흡연욕구 잘 참으시구여, 금단현상도 잘 견뎌내시구. 건강관리 잘 하세요.^^ 파이팅!

ID : 2702

저 좀 도와 주세요 ㅠ.ㅠ

저 좀 도와 주세요…. 저는 이제 고1 올라가는 학생입니다. 중2 때부터 담밸 폈는데 처음엔 호기심이었지만 그리고 폼도 나 보였 지만 이제는 하나도 그렇지 않아요.

지금 제 모습 정말 죽고 싶습니다. 중2 때까지는 성적이 평균 85 이상 나왔는데, 피고 난 다음부턴 담배 없이는 공부가 안 되더라구요. 지금은 거의 밑바닥을 기고 이쑵니다. 집에서는 공부 못한다구 야단하고….

누가 절 좀 도와 주세요. 끊고 싶어요. 키도 하나도 안 자랍니다. ㅠ.ㅠ

 ID : kss1

담배를 펴 오면서 망가져 간 내 모습!

나는 초등학교 때부터 싸움도 잘하고 운동도 잘했다. 중1 말 때였다. 난 사춘기가 일찍 와 멋을 부렸다. 그래서 나쁜 친구라면 좀 그렇고 잘 노는 애들을 만나 담배를 처음 피워 봤다! 그리고 3학년인 소위 1진형들의 밑으로 들어가 누구보다 행복하고 자신감 있는 중학교 생활을 했다! 중2 때부터 술을 배웠다. 선배들이 소주 한 병을 원샷시키고, 그 때부터 담배와 술은 생활화 되었다! 그 때까지만 해도 피부가 엄말 닮아서 희고 뽀얘서 친구들이 백구라고 별명을 붙였다. 얼굴도 호남형이라 여자아이들이 많이 좋아했다. 그 때까지는 '야!!! 이 좋은 술, 담배 계속 해야지!!!!' 하는 생각뿐이었다.

고등학골 갔다! 애들과 서클을 결성하여 매일 정신이 나갈 정도로 술을 마시고 담배를 피웠다. 난 운동을 참 좋아한다. 합기도 공인 3단에 축구선수도 잠깐 했다. 그리고 체력 하나는 누구보다 자신 있었다! 게다가 할아버지께서 한의사여서 보약, 한약을 자주 먹었다.

고1~~~~~~ 고2~~~~~~ 고3~~~~~~

슬~슬~~ 내 몸이 안 좋아진다!!! 이상하다, 매일 피곤하다????? 피곤하다???? 잠이 많아진다~!!! 계단을 오르면~~ 헉헉 숨이 차다. 키가 자라지 않는다, 중3이후로!!!!! 이런, 피부가 이상하다!!!! 주름?? 여드름??

처음 보는 사람 왈, 몇 살이예요? 고3이요! 헉~~~ 25살은 돼 보인다!!

여자 애들한테~~~!!! 첫인상~!!!! 무섭게 생겼어!!!! 내 몸이 서서히 병들어간다!!!!! 정신이 없다! 자신감이 없다!!!!!

여러분, 담배를 끊으세요!!!!!!!!

 ID : sexykiller

내 나이 17개, 썩어 가는 내 인생

저는 인천에 사는 고등학교 1학년 학생입니다!!

허~ 담배가 몬지, 피지 말아야지 하면서두 피구 후회하고…. 이젠 진짜 안 펴!!! 해놓구선도 피구 또 후회해온 지 어느덧 1년. 끈기가 없어서인지 나 원~

중학교 2학년 때부터 펴온 담배, 처음엔 담배 피는 게 멋있어서 폈지만 지금은 중독이랄까, 모라구 할까, 땡긴다구 해야되나?

나름대로 금연할라고 노력 중인데 놀던 물이 있어서 쉽지가 않

다른 사람들은 어떻게 담배를 끊었지?

다. 인문계왔음, 공부나 해야지 아~ 짜증나. 나만 다른 길로 가고 있다는 생각이 막 몰려온다. 섐 기간이라 그런지 스트레스도 마니 받고 여자친구문제도 그렇고 복잡하다. 담배 생각만 나고…. 수업 중에 분필보면 담배 생각나고~ 천장에 달린 형광등 보면 또 땡기구 ㅡ,.ㅡ;; 한 달 전부터 금연할라고 했는데두 그제두 피구 어제두 피고 오늘도 피고….

나는 왜 이럴까??? 손가락을 짤라버릴까??? 손 없으면 발로 필 나인데. T.T 저번엔 학교에서 금연교육을 했다. 근데 폐암걸린 사람들 폐를 보여 주는데 저건 오바다~ 하며 믿기 싫었다. 오바오바야~ 나는 정신상태부터가 안 되먹었나 부다.

아무튼!!!!! 나는 지금부터 금연할 것이다!!! 난 할 수 있다!!! 그리할 수밖에 없는 게 가슴 있는 데가 아파서 병원에 가보니깐 의사가 폐에 염증이 생겼다고 했다. 식도에도 염증이 ㅠ.ㅠ 담배 때문이란다. 뜨끔했다. 그런데도 난 오늘도 담배를 폈어. 진짜 안 필꺼야, 진짜로~~~~

ID : kimguzzi

호기심과 담배

호기심과 담배. 하하하…. 연관성이 있지요?
흔히들 "담배를 호기심에 처음 피웠다가 끊지 못하게 된다"라는 말, 주위에서 많이 들으실 겁니다. 특히나 청소년들은 호기심이 아주아주 많은 무서운 존재들입니다. 즉 일단 흡연에 호기심이 발동하게 되면 한 개비가 두 개비되고 한 갑이 되고 골초가 되는데, 그 호기심을 즉시 버릴 수 있는 용기가 대부분 없다고 합니다. 특히 한창 자랄 나이니 그럴 수 없는 건 어쩌면 당연한 건지도 모릅니다.

그러나 담배는 백해무익 악성종양입니다. 이런 것을 호기심으로 피우면 그 호기심이 나중에 어떤 병으로 바뀌어 갈지 모르잖아요.^^

저두 솔직히 호기심으로 담배를 피웠습니다. 흔히들 "담배 안 피워 본 사람이 어딨어?"라고 말씀들 하시는데 전 그런 담배 안 피워 본 사람과 친구입니다.^^ 제가 흡연하다가 끊게 된 원인은 바로 병입니다. 선천적으로 폐가 나쁘기 때문에 의사가 절대 피우지 말라고 하더군요.^^

담배의 무서움을 그 때 알았습니다. 그래서 저는 금연을 더욱더 권장하려 합니다. 청소년 여러분들의 호기심을, 생각을 조금씩 바꾸어 갔음 좋겠습니다. 담배에 대해 절대 궁금해 하거나 호기심이 발동해서는 안 됩니다. 담배는 말 그대로 나쁜 병을 일으키는 세균이기 때문입니다. 우리 모두 호기심을 줄이자구요.^^

ID : jbhzzang
남친 때문에 결심했어여

안녕하세여? 저는 중1 때부터 담배를 핀 18살 여자입니다.

저는 하루에 말보로 레드 2갑씩 피워요. 친구들두 너무 심하다구

꼴초라구 놀리면서 끊으라구 충고해 주지만, 결국 아직까지 늘기만 했네여.

제가 담배를 얼마큼 좋아했냐면 밥은 안 먹어두 담배는 꼭 있어야 하구, 사귀는 남자애가 담배뺏구 못 피게 하면 깨지는 한이 있더라두 담배를 피워야 했어요. 오죽했으면 세상에서 담배가 제일 좋다고 할 정도로⋯. 아파서 끊으려고 했던 적두 있었는데여, 진짜 1시간두 못 참겠더라구요.

그치만 지금은 담배보다 더 소중한 남자친구가 생겼어요. 제 남자친구가 담배 피는 여자를 정말정말 싫어해요. 저한테는 그렇게 욕하진 않았는데, 저번에 얘기를 하는데 아는 오토바이가게 사장님 부인이 담배를 물고 앉아서 그 사장님한테 얘길 하는데 정말 꼴보기 싫을 정도로 진짜 보기가 싫더래요.^^;

지금 제가 장염인가 위염으로 고생하고 있거든요. 아무래도 입원해야 될 것 같아요. 그래서 남자친구가 빨리 끊으라구 해요. 제 건강두 지키구 남자친구 때문이라두 빨리 끊어 볼려구요.^^

 ID : honeykkw

청소년이여! 우리는 할 수 있다!!

저는 고2 학생입니다. 흡연경력이 약 2년을 지나고 있는 지금, 저는 알아버렸습니다, 엄청난 사실을! 학교 수업시간에 들었지요,

상업시간에.

외국(선진국)에서는 흡연율이 많이 줄어들고 있다고 하더군요. 반면에 우리나라는 흡연율이 늘어나고 있다고 합니다. 외국에서 소비량이 줄어든 담배를 팔 곳이 없어서 우리나라에 판다고 합니다. 그래서 요즘 양담배가 많죠. 종류도 수도 없이 많고요. 참내 우리나라가 무슨 식민지입니까?? 지네 나라에서 안 되니깐 인제 우리나라한테 팔아먹겠다…, 이거 아닙니까? 외국 놈들이 원래 다 그렇다는 건 알지만 이것만은 정말 못 참겠네요! 생각만 해도 화나지 않습니까?? 수치스럽지 않습니까???

한국 청소년 여러분!

우리는 한국을 짊어지고 나아가야 할 인물(?)들입니다! 그런 우리가!!! 외국놈들이 몸에 나쁜 거 알고 팔 곳 없으니깐 우리나라다가 팔아먹은!! 그런 걸!! 피고 앉아 있어야 되겠습니까??

끊기 힘들다고요?? 다 알고 있습니다. 하지만 우리는 할 수 있을 꺼라 믿습니다! 우리는 자랑스러운 백의민족 아닙니까!!

Fighting Korea Young Man!!

 ID : LawnD

청소년기 흡연, 성장 늦고 뼈에 치명적

흡연하는 청소년이 흡연을 하지 않는 청소년에 비해 성장이 늦고, 뼈 건강상태도 떨어진다는 연구결과가 나왔다.

아주대병원 예방의학교실 조남한 교수팀은 2000년 5월부터 2001년 6월까지 1년간 경기 수원지역 거주 12~18세 청소년 323명(비흡연군 267명, 흡연군 56명)을 대상으로 골밀도와 신장 변화를 추적 검사한 결과, 비흡연군은 4.6cm가 자란 반면 흡연군은 3cm가 자란 것으로 나타났다고 23일 밝혔다.

또 뼈 속에 초음파을 보내 1초 동안 갈 수 있는 거리를 측정해 뼈가 얼마나 조밀한지를 측정하는 초음파 골밀도검사를 실시한 결과, 팔목의 경우 비흡연군은 63.4, 흡연군은 36.3으로 나타났으며, 정강이의 경우 비흡연군은 32.5, 흡연군은 28.1로 나타나 흡연군의 뼈 건강상태가 비흡연군보다 훨씬 떨어지는 것으로 나타났다.

조사대상자 중 비흡연군의 평균 나이는 16세, 흡연군은 15세였으며 흡연자들의 평균 흡연기간은 약 4년으로 대개 중학교에 들어가면서부터 담배를 피우기 시작한 것으로 각각 조사됐다. 이들의 하루 평균 흡연량은 10개비였다.

조교수는 "청소년기 흡연이 심장, 호흡기, 전립선계통 질환을 유발시킬 뿐만 아니라 성장과 뼈건강에도 심각한 영향을 끼친다는 사실을 알 수 있다"며 "이런 성장둔화 현상이 지속될 경우 성인이 될 때까지 또래의 평균 신장에도 못 미치게 되거나, 젊은 나이임에도 불구하고 골다공증이 나타날 수 있다"고 경고했다.

청소년 여러분, 담배는 너무나 무서운 물질입니다. 성인이 되어서도 치명적인 피해를 주는 담배가 아직 다 자라지 않은 청소년의 신체에는 얼마나 큰 피해를 주겠습니까?

정말 현명하고, 멋있고 건강한 청소년은 담배를 피우지 않는 청소년입니다. 청소년 여러분 파이팅!

ID : csh5937

소중한 꿈이 있기에

전 현재 고등학교에 재학 중인 1학년 남학생입니다. 전 중2 때부터 흡연을 시작했죠. 주변친구들이 모두 흡연을 해서⋯. ㅡ_ㅡ;

현재 제가 다니는 고등학교는 쉬는 시간에 소각장이란 곳에 선후배 할 것 없이 30~60명 정도가 나와 흡연을 합니다. 하지만 이제 그곳을 벗어나려 합니다. 제 소중한 꿈이 있기에.^^

물론 친구들과의 만남에서 좀 어려움이 있겠죠. 애들 다 피는데 저만 안 필 테니. 하지만 그래도 금연할 겁니다.^^; 지금도 한 개비만 피고 금연하자는 맘이 간절하지만 열심히 싸우는 중입니다.

"손에 담배가 없겠지~" 하시는 분들 계실 테지만 현재 디스 8개비 있습니다. ㅡ,.ㅡ; 내일 소각장가서 친구들이나 줘야져⋯. ^^

ID : kamijo81

담밸 피면 멋있어 보인다구?

전 고2 때부터 흡연을 했습니다. 그 땐 "내 나이면 담배는 펴줘

286   다른 사람들은 어떻게 담배를 끊었지?

야지" 하는 어처구니없는 생각으로 시작했지만 넘 지치고 쩔어 있는 제 모습을 보고 금연을 시작했습니다. 힘 있는 젊음을 살기 위해서, 생기 넘치는 얼굴을 위해서 말입니다.

청소년 여러분들은 아직까지 금단증상이 별로 없을 겁니다. 이 때 빨리 끊어야 합니다. 아니 끊는다는 말보단 흡연 습관을 버려야 합니다. 청소년기의 흡연은 중독이기보다는 습관이기 때문입니다.

힘이 있는 젊음, 생기 넘치고 밝게 세상을 살고 싶다면 금연을 꼭 하세요. 담배를 핀다는 거에 대한 이미지는 어두움, 우울함, 공허함, 퇴폐적… 등이 우선적입니다. 멋있다고요? 그런 멋을 만들어내는 영화감독이나 피디들, 정작 자신들은 금연자들입니다.

힘내세요. 어렵지 않습니다.

🔊 ID : yeejini

흡연에 대한 잘못된 생각들

얼마 전 학교 게시판에 학급 친구가 올려놓은 담배의 주성분에 대한 글을 읽고 많이 놀란 적이 있습니다. 평소에 담배가 해롭다는 말은 많이 들어왔지만 그 정도일 줄은 몰랐었거든요.

담배의 주성분 중에도 특히 니코틴은 이미 마약으로 분류된 것으로서 살충제, 제초제의 성분으로도 쓰이고 있다고 하니 이것 하나만으로도 가히 그 해로움을 알 수 있을 것입니다. 이 담배가 특히 청소년들에게는 몇 배나 더 심각하게 해롭다는 사실은 다들 알고 계실 것입니다. 더구나 흡연에 대한 몇 가지 잘못된 생각들로 인해 그 피해는 더욱 심각해지고 있습니다.

그 예를 몇 가지 들어본다면 첫째, '담배는 스트레스를 풀어 준다?' 인데요. 청소년들의 경우 대부분이 학업에서 오는 스트레스 때문에 담배를 피운다고 합니다. 하지만 정말 담배가 스트레스를 풀어 줄까요? 이에 대한 의학적인 대답은 결단코 "NO!" 입니다.

담배를 피우면 담배에 들어 있는 니코틴 등의 성분 때문에 일시적인 각성 효과가 나타나는 것은 사실이지만, 이는 스트레스 해소와는 전혀 무관하다고 합니다. 오히려 흡연자들은 담배를 피우고 있지 않을 때, 담배를 피워야겠다는 욕구가 항상 기본적으로 스트레스로 작용하게 됩니다. 또한 니코틴 금단현상도 동시에 일어나기 때문에 더욱더 긴장도가 올라가게 됩니다. 결국 담배를 피워도, 담배를 피우지 않았더라면 생기지도 않았을 담배에 대한 스트레스만 해소될 뿐, 기본적으로 가지고 있는 스트레스는 전혀 해소되지 않는 것입니다.

또 다른 흡연에 대한 오해, '담배를 피우면 살이 빠진다?' 를 들어보겠습니다. 많은 여학생들이 살을 빼기 위해 담배를 피운다고 합니다. 니코틴이 신진대사를 조절하는 중추 신경을 조절하여 체중을 줄이고, 대변을 잘 보게 해주어 살이 빠진다는 논리 때문입니다. 물론 담배를 끊으면 일시적으로 몸무게가 증가한다고 합니다. 그러나 이는 담배를 피우는 동안 억눌려 있던 맛을 보는 혀의 돌기의 기능이 되살아나 음식의 맛을 느낄 수 있게 되면서 음식을 많이 먹기 때문이며, 담배를 대신할 간식거리를 찾게 되기 때문입니다. 하지만 최근의 연구 결과에 따르면, 담배를 피우는 사람이 그렇지 않은 사람보다 오히려 복부 비만이 증가한다고 합니다. 또 담배를 끊으면 일시적으로 살이 찔 수는 있지만 담배를 피울 때보다 몸의 기능이 정상화되므로, 음식을 조절하고 충분한 운동을 하면 체중을 유지할 수 있다고 합니다.

흡연은 습관이자 중독입니다. 따라서 저는 금연을 위해서는 무엇보다도 자신의 의지가 중요하다는 생각을 했습니다. 그러기 위해서는 방해요인에 대한 대책이 필요하다는 생각을 해봤습니다.

우리 청소년들은 담배를 피우기 전에 다시 한번 생각해 보았으면 좋겠습니다. 담배가 나중에 자기에게 어떤 피해를 줄지 한 번쯤 생각해 보고, 스스로 의지를 다졌으면 합니다.

CHAPTER EIGHT

금연, 유지가 중요하져
- 종신금연에 성공하는 법

🔊 ID : 구영탄

초심을 잃지 마시길

며칠 전 출근길에 제 차 뒤에 누가 차를 세워뒀더군요, 그것도 중형차를. 첨엔 일반 승용차라 생각하고 가볍게 발로 밀어보려 했는데 안 밀리더군요. 그래서 두 손으로 겨우겨우 밀어내고 출근했습니다.

어떤 상태를 바꾸기 위해서는 일정 이상의 힘이나 노력이 들어가야 하는 변곡점이란 게 있지요. 제 생각에 금연도 이처럼 자동차를 미는 것과 비슷하다는 생각을 해 봅니다.

처음에 금연하는 약 일주일은 무지하게 어렵습니다. 처음에 자동차를 밀 때 있는 힘, 없는 힘 다 쓰는 거와 비슷하지요. 물론 개인의 흡연경력과 흡연양에 따라 차이는 있지요. 중형차 밀듯이 힘들게 시작하시는 분, 경차 밀듯이 쉽게 시작하시는 분, 지프차 밀듯이 죽을 고비 넘겨가며 시작하시는 분….

그러다가 차가 굴러가기 시작하면(금연이 어느 정도 된다고 생각되면) 조금씩 방심하게 됩니다. 차를 굴리는 데(금연을 유지하는 데) 별로 힘든 걸 모르거든요. 그냥 손만 대고 있어도 차가 굴러가는 것 같습니다. 금연생활도 그냥 이대로 시간만 가면 될 듯이 여겨지기도 합니다. 하지만 바로 거기에 무서운 함정이 있습니다. 별로 힘들지 않다고 느껴질 때를 조심해야 합니다. 차를 밀 때 별로 힘이 필요하지 않는 것 같아서 조금씩 힘을 줄이다가 어느 순간 놓아버리면 바로 차가 서버리게 됩니다. (이게 바로 금연생활에서 말하는 한 개비 귀신이지요.) 금연도 그렇습니다. 금연생활 초기, 힘든 시기가 조금 지나면 어쩌면 금연에 성공한 것처럼 느껴지기도 합니다. 하지만 항상 흡연에 대한 경계를 늦추지 말고 긴장해야 합니다. 최소한 일년 정도는 의식적으로라도 금연에 대한 의지를 다지길 바랍니다.

일단 차가 서버리면(한 개비 피워버리면) 다시 죽어라 밀어야(또다시 그 금단증상의 고통을 겪어야)합니다. 그러므로 쉽게 차가 굴러갈 때 긴장을 늦추지 말고 꾸준히 힘을 유지하시길 바랍니다.

어느 순간이 되면 밀 차가 없어질 때가 있을 겁니다. 물론 개인에 따라 차이가 있겠지만 최소한 일년 이상은 되어야 하겠지요. 저도 금연 일년이 넘었지만 아직은 차가 없어진 것 같지는 않습니다. 다만 지금은 중형차가 아니라 경차 정도로 바뀌었다고나 할까요. *^^* 어느 순간 오토바이로 바뀌고 자전거로 바뀌고 그리고 완전히 사라지겠죠. 그 날이 완전히 담배로부터 해방되는 날일 겁니다. 그 날이 오기까지는 긴장을 늦추지 마시고 계속 나아가시길 바랍니다.

참, 경차로 바뀐 후에 차가 서면 다시 경차를 밀면 되지 않냐구요? 아닙니다. 차가 서면 그 즉시 다시 중형차로 변합니다. 어쩌면 지프차로 변할지도, 어쩌면 트럭으로 변할지도 모릅니다. 그렇게 되기 전에 지금 경차를 꾸준히 미는 게 훨씬 수월하겠지요.
자 다시 한번 두 주먹 불끈 쥐고 금연전선으로 돌격 앞으로! ^^

 ID : 김명수

나에게 주어진 임무

모처럼 만에 보는 푸른 하늘입니다. 어제는 퇴근해서 저녁을 먹고 아가들이랑 놀고 있는데 친구에게서 연락이 왔습니다. 참 친했던 친군데 떨어져 살다보니 자주 못 만났지요. 오랜만이라 기쁘게 달려나갔습니다. 자주 마시던 술집에서 만나자는 것을 분위기 좋은 커피숍에서 보자고 하니 "왜 그러냐? 어제 많이 무겄나? 그럴 때일수록 속 풀어줘야 한다"라고 하더군요. 그래도 자꾸 커피숍에서 보자니까 "완전히 맛이 갔구나" 하는 겁니다.
약속장소에 나가보니 친구가 먼저 와 있더라구요. 테이블에 놓인 재떨이에 3개비의 꽁초가 구겨져 있었어요.
커피를 마시면서 이런저런 못 나누었던 이야기를 했지요. 근데 그 친구의 손에서는 담배가 떨어질 줄 모르더군요. '나도 예전엔 저랬는데….' 한참을 떠들던 친구도 이상한지 묻더군요.

"니 담배끊었나?"

"그래, 한 5개월 되어간다."

"이 짜슥 완전히 맛갔네."

"니도 담배끊어라."

"그게 되드나?"

그렇게 시간이 흐르고 저는 친구에게 금연의 아름다움을 침 튀겨가면서 이야기했지요. 친구의 눈에는 놀라움과 부러움의 눈빛이 역력했지요. 얼마 후 친구가 하는 말, "짜슥아 술이나 무러가자."

"아니 여기서 커피 더 달라자."

"와? 술도 끊었나?"

"그래."

"이 자슥 진짜 돌았네."

사실 아직 술은 딱 못 끊었지요. 하지만 내 힘으로 안 갈 수 있는 자리는 안 가고 있습니다.

그렇게 친구는 지랄지랄을 하고 갔습니다. "니 같은 놈하고는 인자 상종 안 한다"면서요. 하지만 친구의 마지막 말은 "잘 묵고 잘 살아라. 근데 니 얼굴 진짜 좋아졌다. 나도 해보까?"였습니다. 아마 그 친구 잠이 잘 안 왔을 겁니다. 그에게 담배와 술을 가르친 장본인이 바로 저였으니까요. 정말 그 친구에게는 철천지원수지요. 하지만 그런 친구를 수렁에서 건질 의무도 저에게 있습니다.

p.s.: 경상도 억양 이해해주세요 ^^*

293

장기금연, 무엇이 문제인가?

1. 일반적 현상

주변에서 담배 끊으려고 맘먹는 사람들이 가끔 있다. 난 그들이 어느 정도 독한 마음을 먹었다고 판단되면 약간의 조언을 한다. 물을 많이 마시고 술과 커피를 멀리하고… 등등, 그래도 힘들면 패치를 붙이라고 한다(운동이나 독서 등은 엄두도 못낸다. 왜냐면 나만 또라이가 될 소지가 있으므로). 허나 그들은 내 맘같이 생각지 않는 모양이다. 대개들 "금연이란 자기 의지로 하는 것 아니것소!"라며 일언지하에 나의 제의를 거부한다. 그리고 며칠 동안 천하의 영웅처럼 으스대며 금연함을 강조한다.

그러다가 며칠 후, *^^* 두리번두리번 하다가 "김형, 조용히~ 한 대만 주서~" 하고선 어딘가에 숨어서 꼬시리고 들어온다. 그리고 아무 일도 없었는 듯 헛기침 몇 차례 하고 일하는 척 한다. 이게 진짜 누굴 속이려 들어, u~~~ shi…. 내 코가 이젠 담배에 있어선 사냥개 수준이라는 사실을 아는지 모르는지. 고참 말 안 듣고 지랄 떨더니 결국 담배에 무릎을 꿇고 말더라는 사실이다. 그래서 난 담배는 의지만으로 끊을 수 있다는 말은 웬만하면 믿을 수 없게 되었다.

2. 실패하는 이유

그들이 실패하는 이유는 항상 하나다. 뭐?

'의지는 늘 충만한 상태로 지속되지 않는다.'

의지가 약화되었을 땐 그에 대체할 만한 에너지가 있어야 하는데 그게 없는 게다. 의지에 필적할 대체에너지는 평소 우리 금연나라 여러님들이 강조하는 운동, 독서, 문화활동, 취미 등에서 발생한다고 볼 수 있겠다. 절대 진리라 말할 수는 없으나, 일반적 경험적으로 생각할 수 있겠다.

3. 장기금연의 패러다임

'의지+대체에너지 → 몸과 정신의 긍정적 변화 → 금연의 장기화 → 삶의 변화' 라는 순환과정이 도출될 수 있을지. 어렵게 생각할 것 없다. 위의 과정을 겪음으로 해서 즐거움과 행복이라는 부산물이 산출된다. 이에 더 분발하게 되어 삶의 변화는 더욱 확산되고 깊어간다. 그럼으로써 마음의 의지는 무한정 용솟음치며, 대체에너지도 억제하기 힘들 정도로 충만하게 된다. 패러다임은 다소 수정할 부분이 있음을 인정하나 기본적 마인드는 이것이라 생각한다.+

4. 패러다임의 구체화

위 네 과정을 현실을 통해 느껴보자! 그리하여 그 느낌을 나의 것으로 체화시키자!!

금연을 금연만으로 해결하려는 의도는 정말 미숙한 발상이 아닐 수 없다. 금연할 자신이 없으니 오히려 더욱 금연이라는 테두리에 얽매이게 된다. 더 이상의 진전이 없게 된다. 이러면 안 된다. 대체에너지를 발생시켜야 한다, 더구나 초기엔 특히.

그리고 몸과 정신의 긍정적 변화를 통한 즐거움과 행복을 많이많이 느껴야 한다. 이들 과정이 끊임없이 반복되어 영향을 주고받아야 한다. 그 속에서 느껴야 한다. 느낌이 진리가 되도록 해야 한다.

5. 세상을 보는 관점의 변환

많은 곳에서 느끼고, 많은 것에서 즐거움을 얻어라!!! 타인의 즐거움도 나의 즐거움으로 받아들이자! 인상쓰면서 어찌 금연생활 하겠는가. 타인의 에너지도 나의 에너지로 변환시키자! 세상을 넓게 보자. 드넓은 세상의 감성과 진리를 내 일이 아니라 하여 외면치 말자.

금연 고수의 세계로 갈수록 금연의지보다 삶의 전체적 변화에 초점이 맞추어진다. 누구나 그런 절차를 밟게 되어 있음을 인정하자. 장기금연 돌입하면 다 터득하게 되어 있다.

현재 조급할 필요는 없다. 조급한 마음을 버리고 여유 있게 생각해야 한다. 장기금연에 뜻을 두고 세상을 넓게 보아야 한다. 이렇듯 세계관을 바꿔야 평생금연이 보장된다.

ID : 나카

동반자들과 함께라면

금연 관점에서 인생에는 두 가지 길이 있습니다.
'금연 성공의 길' 과 '흡연의 길.'
흡연의 길은 우리에게 쾌락을 주지만 너무나 많은 것을 갉아먹습니다. 뿐만 아니라 그 길은 위험합니다. 무수한 질병들이 기다리고 있으니까요.

반면에 금연 성공의 길은 우리 모두에게 건강과 쾌적함을 줍니다. 하지만 그 길의 중간중간에는 흡연의 길로 통하는 통로들이 무수히 많이 있습니다. 젠장, 게다가 이 통로들은 모두 일방통행입니다. 따라서 금연 성공의 길을 갈 때는 조심해야 합니다. 근데 다행인 것은 '금연 성공의 길'로 오래가면 갈수록 이 나쁜 통로의 빈도가 현저히 줄어든다는 겁니다. 그래도 어쩌다가 만날 수 있으니 끝까지 정신 차려야 함은 물론입니다.

우리는 이 길을 가고 있는 동반자들입니다. 역시 혼자 가는 것보다 함께 가면 고단함이 훨씬 줄어듭니다. 건너편 길의 주변 경관의 유혹이 너무나 심해서 중도에 하차하고 싶은 욕망이 많이 생기지만 저는 아직도 승차 중입니다.

◀)) ID : 견우

담배 끊는 법을 배우지 말고 가르쳐라

담배를 끊은 지도 140일을 넘고 있습니다. 지금은 흡연에 대한 욕구가 거의 없습니다. 담배와 이별한 시간이 길어질수록 욕구도 적어지는 거겠지요.

처음에는 금연했으니 나한데 담배 권하지 말라는 엄포성 선언을 하고 다녔고, 그 다음에는 만약 내가 담배 피면 술을 100만원 어치

사겠다는 둥 한 달치 점심값을 내겠다는 둥 엄포성 방어적인 입장으로 금연을 했지요. 그 때는 흡연자들의 장난감이 되기도 했습니다. "한 대 피워봐라", "벽에 똥칠할 때까지 혼자 잘 살아라", "누구누구는 담배 피고도 오래 살았다"는 둥, 제 앞에서 담배연기를 시비조로 내뿜는 둥 온갖 시련을 주었습니다. 참 시달림을 많이 받았지요. 우리나라는 흡연자 천국이므로 금연자라면 누구나 이런 장난을 당했을 것입니다. 그렇게 시달리다가 망가져서 다시 담배를 피우는 사람도 많고요.

그러나 지금의 저는 방어적으로 나 혼자 금연하자는 식이 아닌, 공격적으로 담배 피는 사람들에게 담배 피우지 말라고 합니다. 담배 피면 이러이러한 것이 안 좋고, 어디어디가 나빠지고… 어쩌구저쩌구 열변을 토합니다. 그만큼 흡연에 대한 지식으로 무장을 했다는 뜻이지요. 그러면 옛날에는 담배 피울 것을 종용하던 사람들이 머리를 푹 숙입니다. 왜냐고요? 제가 부럽거든요. 담배 피우는 사람 치고 누구나 한두 번 금연해 보지 않은 사람 없습니다. 그러나 모두 실패하고 담배를 피고 있지요. 저는 금연운동 한답시고 금연나라시민연대에서 홍보일까지 맡아서 시간 뺏겨가며 무료봉사하고 있습니다. 그러니 누가 저한테 담배 피라고 감히 말을 꺼내겠습니까? 지금은 금연은 어떻게 해야 할 수 있냐고 되려 물어오는 사람이 많아졌습니다.

사람은 가르치면서 더 많은 것을 배운다는 말도 있습니다. 학교 다닐 때 모두 경험해 보았을 겁니다, 가르치다가 이론이 성립되고 확실한 구조를 알게 되는 경우를요.

담배를 혼자서 끊으려고만 하지 말고, 담배를 공부하고 사람들이 담배를 끊도록 도와 주는 적극적이고 공격적인 방향으로 바꾸어 보십시오. 그러면 지금까지의 피교육생으로서의 괴로움은 사라지고 어떻게 하면 다른 사람을 담배 못 피게 할까라는 생각이 머릿속에 가득해져 한 개비 귀신이 들어올 틈이 없어집니다.

◀))) ID : 팔공산

몸이 금연을 더 원하니

을씨년스럽게 초겨울비가 내리는 오후, 모처럼 외출하려고 평소 잘 입지 않던 겨울잠바를 입고 막 나서려는데 안주머니에서 이상한 감촉이 느껴져 꺼내보니 금연하기 전에 즐겨 피던 디스갑에 반 정도 들어 있는 악마들이 나를 향해 손짓하다.

내 마음 속에서 "출출하기도 하고 비도 오는데 한 대만 피워봐? 금연한 지 1년이 넘었는데 뭐 어때? 한 대만 피워볼까, 누가 보는 것도 아니잖아" 하는 한 개비 귀신의 유혹이 너무나도 달콤하다.

순간 나의 의지와는 상관없이 내 손과 발이 담뱃갑을 쓰레기통에 얼른 집어넣는 데는 3초도 걸리지 않았다. ㅠㅠ 나를 지배하는 정신에 반란을 일으킨 육체에게 칭찬과 박수를 보낸 것은 두말할 나위도 없다.

내가 금연을 시도한 것은 2000년 9월부터니까 겨울잠바 속에 들

299

어 있는 담배는 분명 1999년 것이리라. 한 개비 귀신의 집요함과 끈질김에 새삼 전율을 느끼다. 한 개비 귀신은 자기 마음 속에 있다는 것을 확인하다. 외출을 취소하고 금나게시판에 이 글을 올리다. 금연만세! 금연나라 만세!

 ID : 이기자

니코틴의 중독성 때문이라두

담배의 지독한 중독성을 오늘도 확인했다. 자전거를 타고 여의도의 자전거 전용도로를 미친 듯이 헤매고 다녀도 욕망이 식질 않는다. 청하 두 병에 막걸리 한 통에 맥주 한 캔을 마시고 여의도서 한남대교까지 자전거로 질주를 하고 와서야 비로소 조금 가라앉는다.

독사의 독에 비할 바가 아니다. 이것은 완전히 바싹 마른 강원도 고성의 산에 불장난을 한 기분이다. 6개월 동안 말린 나무에 불씨를 던졌으니 오죽 인화력이 좋은가. 정말 마음껏 피우고 새로 시작하고픈 마음까지 든다.

불장난을 해도 좋고 독사와 장난으로 입맞춤해도 좋지만, 그 후유증은 너무 크다. 한마디로 욕 나온다, 그 지독한 니코틴의 중독성에.

금연 4개월 차에 2개비 피우고 근 3주 가량 고생했는데, 이번은 더 심한 것 같다. 사서하는 고생이라 원망도 할 수 없지만, 모친상에, 밀렸던 업무에, 봄이 되니 기다렸다는 듯이 생기는 상 등으로

과로가 겹쳐 2~3개비 피운 것이 이토록 사람을 괴롭히다니….

하지만 이기리라. 그 지독한 물건의 집착이 미워서라도 끊으리라. 차라리 숨을 안 쉬고 말지 더러운 연기를 나의 폐로 넣지 않으리라. 내일이면 다시 내일의 해가 뜨겠지. 설마 담배 안 피운다고 죽기야 하랴. 악으로 깡으로 버티자.

◀)) ID : 송파거사

참인간이 되는 하나의 과정

금연으로 표상되는 절제, 욕망으로부터의 독립, 마약으로부터의 자유선언. 제대로 살아가기 위한 수많은 행위 중 금연이 가장 대표적인 과거와의 단절로 여겨지는 이유는 그것이 떠나보내기 가장 힘든 것이기 때문이겠지요. 익숙했던 것과의 힘든 결별을 통해 우리는 자기 생의 의미를 되새기며 재정의를 내립니다.

보다 의미 있는 인생을 살겠다는 소박한 꿈은 매우 흔히 한 개비 귀신에 의해 깨지기도 합니다. 한 개비 귀신으로 물화物化되어 있는 자기 내부의 욕망 또는 타락에의 갈구를 다스리는 것은 끊은 자의 몫이자, 과업이더군요. 그 길은 때로는 매우 긴 터널을 불빛도 없이 통과하는 것을 의미하기도 하지만, 그 고통의 끝에는 반드시 광명이 있다고 믿어지는, 소중한 길입니다.

301

금 연 , 첫 날 부 터 종 신 금 연 까 지

ID : 견마지교

첫날 – 담배를 끊는 이유

저는 30대 초반의 담배를 끊은 지는 불과 5시간 밖에 되지 않은 신뻥입니다. —꾸뻑— 오늘은 결심을 한 첫날이니깐 절대 담배를 피우지 않겠죠??? 당근 안 태울 겁니다. 와이프와의 약속도 있고, 무엇보다 제 자신에 대한 새로운 도전이라 생각되기 때문이죠.

전에도 담배를 끊으려 했지만 일주일도 못 가 담배를 태우게 되더라구여. 특히 술자리나 커피를 마실 때 너무너무 피구 싶은 거에여. 화장실에 앉으면 담배 생각에 변두 잘 안 나오구…. 아~ 하지만 결심했습니다, 끊기로. 담배를 끊는 이유를 제 나름대로 적어 보렵니다.

1. 건강을 위해서(감기에 걸리면 한 2주 정도 가는 것 같습니다)
2. 진짜루 담배 살 돈이 아까워서
3. 와이프 극성 때문에
4. 내 자신도 무언가를 할 수 있다는 자신감을 찾기 위해서
5. 아침에 너무너무 피곤해서
6. 회사에서 담배 때문에 야만인 소릴 들을 때

ID : 파랑새

2일째 – 새로 태어난 것 같아요!

그럭저럭 금연 2일째를 잘 보내고 있네요. 지금은 배가 많이 고

프고 머리도 좀 무겁고 자꾸만 눈이 감기네요. 온몸이 찌뿌둥하기도 하고요. 이제는 슬슬 운동도 시작했구요, 흡연이 생각날 때마다 녹차나 물을 마시고 있어요. 마음이 불안하기도 하고 가슴이 답답하기도 하지만 그럴 땐 팔굽혀펴기라든가 아령을 들곤 합니다. 그러고 나면 가슴이 많이 진정되요.

되도록이면 즐거운 일을 많이 찾으려 하고 즐겁고 유쾌하게 지내려고 해요. 금연으로 인해 발생한 돈은 따로 컵을 마련해서 백 원 단위로 차곡차곡 모으고 있어요. 금방 큰돈이 될 것도 같은데 나중에 요긴하게 써야겠네요. 아무튼 모든 게 새롭게 태어나는 듯한 기분이 들어 무척 좋네요.

 ID : FRANKIE

3일째 - 금연 3일 돌파!

토요일 축구시합 후 모두 회식을 하였습니다. 어찌나 피고 싶던지…. 머리 한 쪽에서는 딱 1개비만 피자는 생각과 다른 쪽에서는 이번에 피면 그동안의 노고가 헛수고가 될 것이라는 생각이 아우러졌습니다. 무사히(?) 회식 후 기숙사에 들어와서 제 책상 위에 칼라로 출력하여 붙여 놓은 금연동기표와 담배와의 전쟁 선언문구를 천천히 큰소리로 읽고 나니까 좀 견딜 만하더군요.

토요일과 일요일은 계속 먹고 자고의 연속이었습니다. 많아야 일년에 한두 번 정도 밖에는 낮잠을 자지 않는(원래 잠이 별로 없음) 제가 이틀 연속 방구석에서 계속 잠만 잤습니다. 덕분에 2kg의 몸무게 증가가 있었습니다. 원래 살찌는 게 소원이었는데…, 후후

월요일 오늘 아침에 일어나니까 잠을 많이 자서인지 아니면 금연 덕분인지 다른 날보다 훨씬 개운함이 느껴지네요.

TV에서 보니까 대부분이 금연한 지 6개월 이내에 다시 흡연하더군요. 자만하지 않고 반드시 금연할 겁니다. 이제 제 인생에 담배란 존재하지 않습니다.

ID : 강물이

4일째 – 넘 재밌다, 담배랑 싸우는 것이

겨우 4일째지만 난 요즘 너무 재밌다. 여기 게시판 어느 선배님의 말씀처럼 이 고통을 즐기면서 하루하루를 지낸다. 회식 자리에서 술을 먹고 밀려오는 그 엄청난 흡연욕구를 참으며 고통스러워하는 나를 즐겼다. 그리고 어제 아주 편한 커피숍 소파에 마주 앉은 그녀가 맛있게 담배를 태워도 허벅지를 찔러가며 참았다.

근데 큰날 뻔했다. 오늘 공장 작업대 위에 누구의 것인지 디스랑 라이터가 놓여 있는 게 아닌가! 떨리는 손, 억제할 수 없는 욕망…. 아~아~ 너무 괴로웠다. 나는 그 자리를 박차고 밖으로 뛰쳐나가 녹차, 냉수 수십 잔, 목캔디, 무가당 껌을 닥치는 대로 집어삼켰다. 신경이 예민해졌나 보다. 아내에게 까다롭게 굴었더니 성질 더러운

꼴은 못 보니까 차라리 담배를 피우란다. 내 마누라 맞는지 의심스럽다.

식후가 제일 괴롭고, 밀리는 차 안에서 괴롭고, 어쩔 수 없는 스트레스들, 이럴 때 정말 눈 딱 감고 한 대 빨고 싶지만…, 그래도 참는다. 금연과의 일대 전쟁을 치르면서 고통스럽기보다는 재밌다. 정말 재밌다, 담배랑 싸운다는 것이. ^^

 ID : 고로청향

5일째 - 목숨 걸고 금연을

금연 5일차입니다. 처음엔 장난 비슷하게 했지만 지금은 장난이 아니랍니다. 설 다음날, 저를 아는 모든 사람들에게 금연하겠다고 큰소리 떵떵 쳤으니…. 물론 꼭 끊겠다는 마음에 일부러 그렇게 한 면도 있지만 무엇보다 한 개비 귀신의 위력을 너무나도 잘 알기 때문입니다.

부끄러운 일이지만 5년 전에도 끊는다고 큰소리는 쳐놓고 어려우니까 괜히 집사람만 잡았습니다. 그러자 집사람이 그럴 바에는 아예 피우라고 하더군여. 핑계 좋다 싶어 이 때까지 피워왔습니다. 그리고 이 나이에 금연해 봤자 별 소용이 없겠다는 나 혼자만의 학설로 피웠습니다.

그런데 흡연이 저만이 아니라 제 주위 모든 사람에게도 피해를 준다고 생각하니 이제라도 금연을 해야겠다고 생각했습니다. 장난이 아니라 목숨을 걸고 금연을 하겠으니 여러 선배님들의 도움을 바랍니다.

🔊 ID : sexyjoon

6일째 - 누가 이기나 함 해봐!

금연한 지 6일하고도 6시간 30분이 지났습니다. 벌써? 하는 스스로에 대한 놀라움과 동시에, 몇 달을 참고도 무너지는 분들을 떠올리면서 다시 마음을 추스릅니다. 제 친구의 아버님은 무려 10여 년을 금연하시다가 다시 피우시더군요.

저는 금연을 시작하기 6개월 전부터 나쁜 습관부터 고쳤습니다. 담배를 깊게 빠는 버릇, 끝까지 피는 버릇, 자기 전 기상 후 바로 피는 버릇 등…. 그러나 "식후불초면 삼대고자"라는 말이 계속 머릿속에 맴돌더군요. 그래서 시간별로 표시된 금연 후 신체증상완화에 대한 프린트물을 항상 주머니 속에 넣고 다녔습니다. 그리고 프린트물을 읽으며 참은 후 체크하고 또 읽으며 참고, 체크하는 식으로 버텼습니다.

3일째는 악몽 같았습니다. 금연 후 계속 찾아오는 설사, 머리에 밥공기를 엎어놓은 면적만큼 아파 오는 두통, 불안, 초조, "C팍!! 이렇게 살아야 하나?!" 하는 분노. 그래서 주위에 알리기 시작했습니다.

"나 금연했어. 벌써 X일 째야."

정말 금연 3~4일째 저녁에 혼자 인터넷 여행하는 동안은…, 다

309

아시죠?? 군에서 이유 없이 처절하게 맞은 후, 자살충동과 동시에 살기를 품게 되는 그… 음, 음. 그래도, 그래도 잘 넘긴 거 같습니다, 아직까지는. 집에서 담배가 피고 싶을 때…, 모든 금연사이트를 돌아다니면서 저와 같은 분들의 고통을 보고 느끼며 참았습니다. 그리고 밖에서 담배가 피고 싶을 때는 인삼껌과 은단으로 참았습니다(지금 입 안에서 은단 냄새가 장난 아닙니다요~~).

처음에는 한두 달 금연하면 승리할 줄 알았던 저는 제가 피운 만큼(8년 정도) 전쟁을 계속해야 한다는 것을 이곳에서 알았습니다. 오히려 홀가분하군요. 내 평생에 걸쳐 나와 내 가족을 좀먹을 뻔한 놈과 인연을 끝내려는데 고작 한두 달이면 재미 없지요.

여러분, 저와 함께 "금단증상"이란 녀석을 철저하게 골려줍시다. 평생 굶겨 죽이겠습니다. '금단'이란 녀석은 담배를 주면 더 살찌고 더 기세등등해집니다. 아사시켜버리겠습니다. 누가 이기나 함 해봅시다!!!

ID : adeye

7일, 드더 한 개비 귀신과 맞짱뜨다!

금연무림 입문 7일째 어제의 일이다. 한 개비 귀신과의 혈투! ― 역시 대단한 놈이었다.

어제 친구 사무실에 일이 있어서 들렀다. 친구와 한참 얘기 중이었는데, 갑자기 주위가 어두워지더니 빨간빛을 뿜으며 팔짱을 끼고 웃는 것이 있으니…, '헉!' 그것은 그 유명한 말보로 귀신이었던 것이다! 순간 난 정신이 혼미해졌다. 하지만 재빨리 정신을 가다듬고 주먹을 불끈 쥐고 싸울 준비를 했다. 그런 나에게 말보로 귀신은 가소롭다는 듯이 장풍을 쏘아댔다. 입가에서부터 느껴지는 단맛, 온몸을 점점 흥분시키면서 퍼지는 말보로 귀신의 독맛….

아~~ 말보로의 장풍을 맞은 나는 정신을 차릴 수가 없었다. 말보로 귀신은 항복을 하면 이 맛을 평생 느끼게 해주겠노라고 말했다. 그 때 갑자기 스승님의 말씀이 생각났다, 금연 강호에서 살아남으려면 한 개비 귀신을 꼭 이겨야 된다는.

"그래, 싸워서 이겨야 돼. 기필코!!"

나는 몸을 가뿐히 날려 말보로 귀신을 위에서 아래로 내려쳤다. 그러나 꿈쩍도 안 하는 것이 아닌가!! "만만한 놈이 아니군!"

나는 스승님이 가르쳐주신 비장의 무기인 물과 바람을 이용한 풍수권법을 쓰기로 했다. 나는 물을 많이 마셔 옆으로 다가가 내공의 힘을 모아 입에서 큰바람을 불어 귀신을 멀리 날려 버렸다. 푸하하하하~~ 별거 아니군.

난 승리의 기쁨을 만끽하고 있었다. 그 때 또 다른 친구가 사무실로 들어왔다. 난 반갑게 인사를 하고 이야기꽃을 피웠다. 그런데 잠시 후 그 친구가 안쪽 주머니에서 무언가를 집더니 탁자 위에 쿵! 하고 내려놓는 것이었다.

'컥!!!!!!!!!!!! 이게 무슨 일이 다냐…. 아니, 이것은 더더더던히히

힐 귀신…!!'

말도 제대로 나오지 않았다. 이게 무슨 운명의 장난이냐고…. 조금 전만 해도 힘들게 말보로 귀신과 한 판 붙었는데 갑자기 또 던힐 귀신이라니.

난 그 친구를 쳐다보았다. 그는 던힐 귀신한테 푹 빠져 있었다. 게다가 친구의 입가에서 섹시한 자태를 뽐내며 미소를 짓고 있는 던힐의 모습은 나를 미치게 했다. 난 넋 나간 사람처럼 던힐 귀신을 바라보고 있었다. 이 때 던힐 귀신이 나에게 살랑살랑 걸어와 귓가에 대고, 자기를 안아달라고 자기를 안고 싶지 않냐고 즐겁게 해주겠다고 속삭여댔다. 나는 심장이 뛰고 손이 떨려왔다.

"어떡하지? 한 번 안아봐? … 아니야, 그럴 수 없어! … 하지만…."

순간 나도 모르게 던힐 귀신을 와락 안아버렸다. 오랜만에 안아보는 거라 그런지 기분이 좀 묘했다. 그 때! 던힐 귀신은 또 나에게 속삭였다. 안은 김에 확실하게 즐겁게 해줄테니까 불 땡기자고….

오우~ 하나님, 왜 저에게 이런 시련을 주십니까! 즐거운 쾌락을 위해 불을 땡기자고? 좋지!! 난 던힐 귀신을 입가에 갖다대고 살짝 깨물었다.

오우! 이 느낌~~

불을 땡기기 위해 분위기를 잡았다. 서서히 무르익은 분위기 속에서 불은 이미 땡겨져 있었고 이제 붙이기만 하면 된다.

남은 거리는 1cm 정도. 그런데 갑자기 어디선가 획~ 하는 바람과 함께 불이 흔들렸다. 그 와중에 난 갑자기 최면에서 깨어난 듯 정신이 번쩍 들었다.

"아니, 지금 내가 뭐하고 있는 거지??"

난 잽싸게 던힐 귀신을 뿌리쳐 버렸다. 던힐 귀신도 놀랐는지 엎드려서 나를 쳐다보고 있었다. 난 한 개비 귀신을 무찌르기 위해서는 육체적인 싸움도 필요하지만, 정신적인 수양도 필요하다는 생각이 들었다. 그래서 던힐에게 정신기공을 쓰기로 했다. 두 눈을 감고 내 가족의 행복해 하는 모습과 건강해져 가는 내 자신 그리고 무엇이든 할 수 있을 것 같은 자신감 등에 기를 모으고, 한순간의 쾌락을 위해 이 모든 걸 잃을 수 없다는 기공을 던힐 귀신에게 썼다. 던힐 귀신은 미친 듯이 울부짖으며 괴로워했다. 탁자 위에 있던 던힐 귀신은 사라지고 없었다. 그저 탁자 위에는 말보로와 던힐이라는 상표가 붙어 있는 담배 두 갑만이 나뒹굴고 있을 뿐이었다.

난 사무실을 나오면서 많은 생각을 했다. 처음으로 접해보는 한 개비 귀신과의 맞짱! 정말 힘들었다. 그러나 기분은 좋았다. 맞짱 떠서 이겼으니까! 와라, 한 개비 귀신들이여! 이 사회에 있는 한 개비 귀신은 모두 나의 이름으로 처단하리라! 푸하하하하!!!!

재미있게 읽으셨는지 궁금합니다. 지루하셨죠? 위의 글은 어제 제가 겪은 실화를 바탕으로 썼습니다. 끝까지 읽어주셔서 감사합니다. 금연!!

ID : 드림

8일째 – 연이은 담배의 공격을 물리치며

오늘로 8일째를 맞는다. 여기서 못 끊으면 방어선이 무너진다는 각오로 임했는데 1차 방어에 성공했다. 몸이 많이 좋아졌다. 낮에는 일로, 새벽과 밤에는 걷기 운동으로 시간을 소비해서 담배를 물리쳤다. 저녁 먹고 다리가 풀릴 때까지 걸었는데 이렇게 운동하고 집에 오면 몸이 풀려 바로 잠을 자버린다. 이처럼 건강을 회복시키면서 담배 필 시간을 없애버렸다. 덕분에 니코틴기가 가시기 시작한다.

그런데 오늘 제2차 담배 공격이 시작되었다. 몸이 회복되고 기관지가 맑은 굴뚝이 되면서 목이 간질거리고 손이 저린다. 피가 제대로 도는 것이다.

"몸이 좋아진 만큼만이라도 피우시지요, 어때요 뭘."

담배가 흡연을 자꾸 채근한다. 그러나 지금 내 의지는 너무나 확고하다. 아직 내 방어전선에는 이상 없다.

"지피지기백전백승." 이 공격이 지난 뒤에는 담배의 세력이 많이 약화될 것이 분명하다. 그래서 별로 신경 안 쓴다.

ID : 아보

축하해 주세요, 드디어 두 자릿수!

드디어 오늘로서 20년을 꼬실려 댄 담배와의 절교를 선언한 지 10

일!! 대망의 두 자리 숫자로 넘어갑니다. 감개가 무량하여 눈물이 다 나올 지경입니다. 많이많이 축하해 주신다면 더욱더 용기백배하여 용맹정진하겠습니다.

어제는 집에 가서 마누라를 앉혀놓고 이렇게 말했습니다.

"니 말이야, 나가서 페트병 한 개만 가꼬온나!" (참고로 저는 경상도남자입니다.)

하루에 이천 원! 어제는 지갑에 돈이 좀 모자란 관계로 일만 원권 한 장에 오천 원권 한 장을 페트병 안에 퐁!! 넣었습니다. 겉에서 보니 돈 색깔이 참~ 보기 좋더만요.^^

"내가 말이지, 하루하루 금연할 때마다 여기다가 돈을 이천 원씩 넣을 긴데. 365일째 되는 날 페트병을 과감하게 뽀개가꼬 마누라 니 옷 좋은 거 한 벌 사주꾸마. 기다리바라!!"

크하하하~ 마누라 입이 귀에 붙었습디다. 이제 두 자리 숫자를 통과했으니까 더욱더 용맹투쟁하여 다음 목표인 30일 도전에 들어갑니다.

ID : 김맹수

11일째 - 내 인생의 전환점 = 금연

참 우스운 소린지도 모릅니다. 겨우 금연 11일째를 맞고 있는 제가 완전히 금연에 성공한 것처럼 인생의 전환점을 운운하는 것이 말입니다. 하지만 저는 어제오늘 담배에서 해방된 것처럼 뿌듯한 느낌이었습니다. 정말이지 제 인생에 담배는 이제 없습니다.

11일을 금연하면서 서서히 변해오는 제 몸뚱이에 너무 놀라워하고 있습니다. 금단증상도 지금은 아주 많이 사그러들었고요.

금연 시작 후 제일 먼저 찾아온 금단증상은 등짝이 따끔따끔 아프면서, 오로지 담배 생각 밖에 없다는 것, 또 화장실에 가면 볼일이 안 봐지는 것, 그리고 매사에 짜증이 나고 사소한 일에 전투적으로 변하는 것입니다.

그런데 어제, 오늘은 마음에 평온이 찾아오고, 아침에는 아주 상쾌하게 일어났습니다. 어제 술을 꽤나 마셨는데두요. 어제 아침에는 일부러 근처 초등학교 운동장을 달려봤는데 슈퍼맨이 된 것 같은 느낌도 들었습니다. 집사람은 매일 방글방글, 아이들도 "아빠!!" 하고 달려와서는 뽀뽀도 해 주고(그 전에는 냄새난다고 꺼렸음).

무슨 말이 더 필요할까요, 금연의 유익함은 무지무지 하지요. 그런데 더욱더 중요한 것은 금연에 성공하고 있는 내 자신에 대한 자부심과 할 수 있다는 자신감이 제일 큰 것 같아요. 금연을 하고 있다고 주위 사람들이나 친구들에게 이야기하면 너무나 놀라워해요. 그만큼 어려운 금연을 바로 내가 하고 있다고 생각해 보세요.

🔊 ID : donlee

15일째 - 3분 요리? 3분 인내!

15일이 지나가고 있습니다. 금단현상은 많이 사라졌으나 소화불

다른 사람들은 어떻게 담배를 끊었지?

량에 시달리고 있습니다. 운동을 안 해서 그런 건지, 너무 먹어서 그런 건지 잘 모르겠군요.(T.T)

순간순간 담배가 생각나기는 하지만, 어느 고수분 말씀처럼 3분만 참으면 되더군요. 진짜 담배 생각날 때 3분 동안 뭔가 하거나, 먹거나, 일에 몰두하면 욕구는 사라지더군요. 그 욕구강도도 눈에 띄게 점점 약해지구요.

🔊 ID : donnie6

저도 드뎌 20일을 채웠습니다

지난달 20일경 과음을 한 다음날이었습니다. 출근도 늦을 정도로 숙취가 있었죠. 술에 취해 쓰러진 이후의 일은 거의 기억도 나지 않았고요. 와이프가 이런 말을 하데요.

"나하고 나중에 태어날 우리 아기는 당신만 바라보고 살아요. 항상 건강한 당신이 되었으면 좋겠어요. 사랑해요."

이 말을 듣고 나니 10년을 넘게 피워왔던 담배가 갑자기 끊고 싶어지더라구요. 직장생활을 하다보니 피치 못하게 술을 먹어야 할 일은 있을 것 같구 해서 술은 좀 줄이고 담배를 완전히 끊기로 했습니다.

이제 20일이지만 많은 유혹을 깨끗이 이겨냈습니다. 제형 여러분! 많은 도움 부탁드립니다. 그리고 이 글을 읽는 흡연자 여러분, 님들의 주변에도 님들을 바라보고 살아가는 분이 꼭 계실 겁니다. 님과 님의 사랑하는 가족을 위해 담배의 유혹에서 벗어나시길 빕니다.

317

22일째 - 불끈불끈 솟아오르는 담배유혹

금연 22일째, 저에게는 결코 짧은 기간이 아니었습니다. 지금까지 견뎌낸 걸 생각하면 제 자신이 한없이 자랑스럽습니다. 아직 머리가 멍하고 담배 생각은 여전합니다만, 한 3주 접어들면서 이런 유혹들이 생기더라구요.

1. 한 3주 금연했으니 건강이 무척이나 회복됐겠구나(마치 3년 혹은 10년 이상 금연한 것처럼). 그러면 호기심으로 한 대 정도 피워볼까?
2. 이 정도 금연하고 나서 피우는 담배 맛은 과연 어떨까? 구역질 나서 못 핀다고 하던데.
3. 머리가 멍하니 일도 잘 안 되는데 담배라도 피워서 일의 효율을 높이는 게 좋지 않을까?
4. 3주 금연? 정말 대단한 의지의 소유자다. 이제 자신 있어. 언제라도 한 대 정도는 기호식품처럼 피우고 바로 어려움 없이 금연할 수 있지 않을까?

요러한 유혹들이 살살 꼬리를 치더라구요. 이게 바로 그 유명한 한 개비 귀신이겠지요. 나쁜 넘. 어떠한 변명이 있던 누가 뭐라고 하던 결론은 하나입니다.

'안 피우는 것.'

한층 더 정신 무장을 해야 할 것 같습니다. 동기회 여러분 그리고 모든 금연자 여러분, 우리 같이 성공합시다. 파이팅!

아직은 금연 실패가 두렵다

오늘도 꿈을 꾸었습니다. 보통 때 같으면 금방 잊어버렸을 꿈이 이렇게 기억나는 건, 꿈 속에서 좌절을 느꼈기 때문이죠.

전 그 때 누군가와 같이 있었습니다. 그리고 그가 나에게 담배를 건네 주었는데 그 때 상황이 그걸 피지 않으면 상대가 너무도 서운 해하리라는 생각이 들었습니다. 그래서 담배를 물었는데, 그냥 물 고만 있으려고 했는데 그가 불을 붙여 줬습니다. 그것 역시 거부하 면 그가 마음의 상처를 받을 거라는 생각이 들었습니다. 그래서 담 배에 불을 붙였는데 그 때부터는 주변에 아무도 없고 오직 나 혼자 담배를 피고 있는 모습을 발견하고 너무 깜짝 놀라서 담배를 꺼버 렸습니다. 그런데 나와의 싸움에서 졌다는 생각에 갑자기 울컥 눈 물이 나와서 땅을 치고 울었습니다. 그러다 잠이 깼는데 휴…, 아직 까지도 담배와 싸움을 하고 있고 포기하지 않았다는 것이 어찌나 다행스러운지. 다시금 내가 흡연자가 아니라는 생각에 자부심을 느끼며 하루를 보내고 있습니다.

24일째 - 저, 그 귀신, 만났슴다

어제 저녁 7명의 직장동료들과 술자리가 있었습니다(이 중 4명은 흡연자, 나머지 2명은 저와 같은 한 달 미만의 금연자, 그리고 1년 금연하신 고수 한 명). 흡연동료들의 구수한 담배연기, 그리고 담배 같이 피고 장렬하게 전사하자는 유혹들.

제가 "담배연기가 아직도 구수하고 그립다"라고 했더니, 1년 된 고수님이 "그럴 것 같죠? 지금 피면 속 뒤집어집니다" 이러더라구요. 이래서 발동이 걸렸습니다. 전 정말 담배 필 욕구가 전혀 없었는데 지금 피는 담배 맛이 정말 구역질나는지 너무 궁금해지는 겁니다. 정말 옆에서 많이 말리는 와중에 저도 모르게 담배 한 개비를 동료로부터 얻었습니다.

24일 만에 만져보는 담배 한 개비가 얼마나 반갑던지. 그 담배 한 개비의 몸매는 여전히 아름다웠습니다. 하얀 필터와 필터 중간의 반짝이는 금박줄, 향긋한 냄새는 여전하더군요. 헤어진 애인을 다시 만난 것 같고, 북에 두고 온 이산가족과의 상봉도 이렇게 반가울 수 있을까요? 그래서 어떻게 됐나구요?

불을 댕기기 2초 전, 눈앞에서 흰 소복을 입고 피를 흘리는 그 한 개비 귀신의 눈매를 확인한 거죠. 불붙지 않은 담배를 다시 돌려주었습니다. 정말 귀신에 홀릴 뻔한 상황이었습니다. 흡연욕구는 전혀 없었는데 그냥 맛을 한 번 보기 위해 나도 모르게…. 다 변명이겠지요. 여전히 담배가 그리운 거겠지요. 그러니 방심은 금물입니다. 동기 여러분 그리고 금연자 여러분, 저처럼 호랑이 입에 함부로 머리를 집어넣지 마십시오. 한 번에 물려갑니다. 참읍시다. 성공합시다. 파이팅 팅팅팅!!!!!

4주째 - 금연이 자리잡아 가는군

이제 4주되었네요. 금연 처음 일주일간은 담배 생각과 흡연을 참아야 한다는 생각으로 가득 찼었지요. 그래서 회식이나 모임에는 무조건 불참했고 무조건 먹을거리를 모았지요. 취미생활처럼 껌, 은단, 비타민C류, 사탕을 가지가지 종류별로 모으고 또 매일 금연나라에 들르는 것 잊지 않고. 하지만 2주가 지나면서부터는 회식도 참여하고 정상적인 생활을 했습니다.

이제는 기습적으로 한 개비 귀신이 유혹을 해오고 때론 담배 피는 꿈을 꾸곤 하지요. 그동안 느낀 것은 금연 하나만으로도 인생을 변화시킬 수 있는 계기가 될 수 있다는 것과 무엇보다 자신감이 생겼다는 것입니다. 요즘은 금연 이후 왠지 남는 시간같이 느껴지는 저녁시간에 책을 읽고 있습니다. 삼국지가 모두 10권인데 그걸 다 읽을 즈음에는 6개월 금연 성공이 되겠지요.

한 달 - 내 인생에 담배는 이제 없다

아~. 담배끊은 게 오늘로써 벌써 한 달이 되는군요. 너무나 기쁘고 믿어지지 않습니다.

321

중2 겨울, 당시 최고급 담배였던 청솔로 시작한 저의 담배인생을 돌아보면 정말 파란만장했던 것 같습니다. 중학교 2학년 때부터 고등학교 졸업할 때까지 5년간 화장실에서 한 모금 빨다 선생님한테 걸려서 몽둥이로 맞은 것도 몇천 대는 될 거고, 그래서 누런 16절지에 빽빽이 쓴 반성문만 해도 몇백 장은 될 겁니다. 거기다 학교에서 담배 피다 걸렸다고 아버지한테 매 맞고, 담배 안 펴도 가끔 있던 소지품검사로 엉덩이 맞고…. 중고등학교 시절은 담배 때문에 맞은 기억뿐이군요. 그렇게 두들겨 맞고 나와도 벌준 선생님들 욕하면서 기분 풀자고 또 한 대 물고, 금연학교에서 썩은 폐사진 보고 나면 기분 더럽다고 한 대 피고, 담배 땜에 그렇게 맞고도 정신 못차리고 계속 핀 걸 보면 정말 어리긴 어렸던 모양입니다.

20살에 벌써 한 대 피고 30분을 채 못 버티는 니코틴 중독에 빠졌습니다. 고교 졸업하고 바로 들어간 회사에서 한 대 맛있게 빨고 있던 중, "어린놈이 농땡이 친다"고 뭐라 그래서 객기에 사표 쓰고 나와 21살에 입대했습니다. 군대에서는 근무시간에 담배 피다 군장돌기는 예사에, 한 번은 경계근무 중 담배 피다 사단감찰로 중령한테 걸려 15일 영창도 갔다 왔습니다. 그래도 담배가 나쁜지 몰랐습니다.

처음 뉴질랜드로 일하러 갈 때 대한항공은 12시간 동안 담배를 필 수 없다는 걸 알게 되었습니다. 그래서 모두 잠든 틈을 타서 비행기 복도에서 쪼그려 앉아 한 대 빨다 스튜어디스한테 걸려 사람들 앞에서 욕먹고 난 후, 무슨 일이 있어도 흡연석 있는 비행기를 타기 위해 일정을 바꾸고 갈아타고 갈아타서 12시간이면 되는 길을 장장 22시간 걸려서 가는 일이 허다했습니다.

26살에 만나서 정말로 결혼하려고 맘먹었던 애인이 있었습니다. 할아버지가 폐암으로 돌아가신 그녀는 자기 애인이 그 전철을 밟는 게 보기 싫다고 하면서 담배를 끊으라고 요구했습니다. 그러나 아직은 못 끊겠다는 저의 발언이 원인이 되어 싸움으로 번졌고, 그러다 계속 사이가 안 좋아져 결국 만난 지 2년 만에 끝났습니다.

이제 제 나이 서른 살, 담배인생 15년 동안 정말 한 대도 안 펴 본 날이 하루도 없습니다. 건강뿐만 아니라 이렇게 인생에서 담배로 인해 손해 본 일이 이렇게 많은데 왜 이제껏 금연을 안 했는지 정말 바보 같군요.

사실 한 달 금연하는 것도 정말 힘들었습니다. 15년간 하루 2갑 반을 피워댔으니 몸이 얼마나 많이 상했는지 금단증상이 너무 심하더군요. 거기다 제가 있는 곳은 일본인데 이곳에서는 아직 니코틴 패치가 정부의 허가를 못 얻는 바람에 구할 수도 없어서 보조제 없이 무대포로 금연을 시작했습니다. 그리고 금연 2일째부터 고열과 식은땀, 현기증이 시작되었습니다. 잠을 자면 이불이 다 젖을 정도로 땀을 흘리고 일주일에 4일은 가위에 눌리고 머리를 들지 못할 정도로 심한 두통과 현기증이 금연 후 일주일 정도 지나 찾아왔습니다. 결국엔 식당에서 밥 먹다가 뒤로 넘어가는 바람에 뇌종양이 의심되어 뇌 CT에 MRI까지 찍었습니다만, 결국 금단증상에 금연으로 인한 심한 스트레스라는 판정으로 정신과 진단을 추천 받았는데 그냥 악으로 참고 여기까지 왔습니다.

323

이제 몸도 많이 좋아지고 담배가 없어도 정상적인 생활이 됩니다. 한 달이 지난 오늘, 정말 끊을 수 있는 용기가 생기는군요. 아니, 이젠 정말 끊었습니다. 그리고 제가 15년간 담배를 피웠던 기억들은 전부 다 잊을 겁니다. 저에게 담배를 끊게 도움을 주신 금연 나라 만세!

◀)) ID : 한가치킬러

37일간의 회고

금연 37일째로 접어들고 있습니다. 저는 지난 20년 동안 하루 거의 한 갑씩 피워왔고 금연 시도 4~5차례, 보통 24시간을 넘기지 못했습니다. 이제는 절대로 가능하지 않을 것 같던 일이 현실로 다가오네요.

비록 금연초보지만 저보다 늦게 시작하신 분들을 위해 작은 도움을 주고자 또 스스로 정신 무장을 다시 하기 위해 지난 일들을 정리합니다.

금연 첫 주

처음 2~3일은 끔찍했습니다. 정말 아무 일도 못했습니다. 오직 담배 생각. 다시 피울까, 말까? 불안 초조 짜증 분노 고통 또다시 불안 초조 짜증…. 어떻게 견디냐구요? 무슨 방법이 있습니까? 그냥 불안 초조 짜증 이러면서 시간을 보내는 거죠.

4일째 되니깐 이상한 생각이 들었습니다. "어!! 이거 잘하면 참을 수 있겠다!!" 3일째까지는 질질 끌려 다니면서 고문당하는 기분이었는데, 이 때부터는 내가 담배를 이길 수 있다는 생각, 즉 자신감이 들었습니다. 하지만 밀려드는 욕구 그로 인한 고통 스트레스 등등은 여전했지요.

금연 2주째

불안 초조 짜증 + 변비 가려움, 밤에는 불면, 낮에는 졸음 두통 무기력.

여전히 아무 일도 제대로 할 수 없었습니다. 저를 지탱하는 힘은 금연나라 선배들의 이야기, "시간은 우리편이다. 점점 좋아진다" 이런 내용과 "지금 담배를 피다가 다시 금연하면 이런 과정을 또 해야 한다"는 생각들이었습니다.

금연 3주째

물론 고통은 여전히 따랐지만, 상대적으로 편안해진다는 생각이 들었습니다. 하지만 흡연욕구와 불안, 초조, 변비, 두통, 졸음, 무기력 등의 금단현상은 여전히 따라다니더군요.

금연 4주 초기

4주 초기에 강력한 흡연욕구가 다시 한번 일어나면서 정신적으로 많이 지치더라구요. '3주 금연하면 완전히 편안해져야 되는 거 아냐? 왜 나만 이렇게 힘들지? 평생 이러면 곤란한데. 다시 피는 게 낫겠다 등등.' 하지만 지나온 세월이 아까워 참았습니다. 그리고 금연 선배들의 이야기, "시간은 우리편이다" 이 말을 믿으며 또 참았습니다.

금연 한 달 그리고 지금

한 달까지 시간이 정말 더디게 갔습니다. 매일 금연 캘린더보면서 '오늘 며칠째'를 세고 있었죠. 그런데 금연 선배들 말처럼 '한 달'이라는 시간이 대단한 의미가 있다는 걸 깨달았습니다. 조금씩 좋아지던 상황과 달리 한 달 가까이 되면서 큰 폭으로 달라져 갔습니다. 상당히 편안해지고 반나절 이상씩 담배를 완전히 잊어버릴 수도 있게 되고…. 게다가 두통과 졸음도 사라졌고, 열심히 집중해서 일을 하고 있는 자신을 발견할 수 있었으며, 화장실에서의 볼일도 무난해졌습니다. 그리고 무엇보다 내가 지금 금연 며칠째인질 기억하지 못하게 되었습니다. 지나고 나니 금연 선배들 말들이 정말 힘이 되고 중요한 의미를 담고 있다는 사실을 알았습니다.

1) 금연에는 왕도가 없습니다. 담배와 찡하게 한판 승부.
2) 개인적 차이는 있지만 시간이 가면 점점 좋아집니다.
3) 평생 금연한다는 말 맞습니다. 한 개비 귀신이 오랫동안 따라다니는 모양입니다.
4) 왜 금연하고자 하는지 확실히 마음에 새기고 있어야 합니다.

제 컨디션이 너무 좋아져 흥분하는 바람에 길게 썼네요. 죄송합니다. 모두 파이팅 하시고 즐금하십시오.

ID : 베드로

50일째 - 아니 벌써?

하루하루 금연을 즐기며, 또 옆 동료 담배 피우는 걸 야단쳐 가며 금연 카운터 늘어가는 재미에 힘든 줄 모르고 금연 50일째를 맞이하게 되었습니다. 50일이 지나면서 색다른 즐거움을 많이 느낍니다. 운동 후 땀 흘리는 즐거움, 가래가 사라진 즐거움, 체중이 조금씩 늘어나는 즐거움(저는 한 10Kg 정도 살이 더 붙어야 하는데 금연하면서 땀 흘리는 운동을 해서 그런지 체중이 많이 늘지는 않네요), 집사람과 아이들의 감탄 소리를 듣는 즐거움 등등 이루 헤아릴 수 없을 만큼 많은 즐거움을 말입니다. 물론 금연 카운터에 표시된 금연으로 인한 비용 절감액이 늘어나는 것을 보며 연말에 이 돈을 어떻게 보람 있게 쓸까 고민하는 즐거움도 있고요.

ID : 어부바

오늘로 두 달째

지난 6월 2일 금연을 시작했으니 오늘로서 딱 2개월 됐네요. 2개월 후 느끼고 있는 효과로는

1) 눈 주위에 피곤한 듯 보이는 검댕이가 없어졌다.
2) 얼굴 피부가 매끈해졌다(사람들이 그 비결을 물으면 자랑스럽게 금연의 효과라 말한다).

3) 상시 피로감이 사라졌다.

4) 술을 마시고 난 다음날 숙취의 고통이 반으로 줄었다.

5) 돈 한푼 없이 하루를 지낼 수 있다(밥은 회사식당에서 주니깐).

6) 금연자라는 묘한 자부심. 친한 초등학교 동창녀석도 내 영향으로 담배를 끊었다.

7) 달리기를 할 때의 호흡이 신선해졌다(예전엔 격한 운동을 하면 가슴에서 피비린내 비슷한 니코틴 냄새가 올라왔었다).

이 외에도 많으나 아직도 담배 피우는 친구들이 질투할까봐 더 못쓰겠다.

ID : 밝은세상

5개월째 - 흡연으로 잃은 것 금연으로 찾기

올해는 내 인생에 있어서 정말 의미 깊은 한 해로 기억될 것 같네요. 금연으로 인해 잃은 줄 알았던 많은 것을 되찾고 있습니다. 건강, 대인관계, 가족의 사랑 등등. 게다가 처음으로 중앙일보 주최 마라톤을 10㎞ 완주했고, 천근만근 같던 아침 기상시간이 더 이상 힘겨운 일이 아니게 되었습니다.

이제는 술자리도, 고달픈 인생사도 담배를 유혹하지는 않더군요.

담배 없는 세상을 위하여 파이팅~

6개월째 - 삶이 바뀝니다

2001년은 나이 40이 되는 해인 관계로 의미를 부여하여 열심히 살고자 다짐했던 한 해였다. 그 '열심히'라는 게 가족과 회사와 내 인생에 부끄럼 없이 살고자 했음을 의미했건만, 처음부터 일 속에만 파묻혀 살았다. 아들은 아빠가 집에 있는 게 어색해서 그런지 일요일에도 빨리 회사 가길 원하는 눈치고, 집이라는 게 그저 하숙집처럼 잠만 자고 나오는 곳으로 전락하고, 또 하루걸러 밤샘작업에 담배를 왜 그렇게 많이도 피웠는지….

밤샘작업을 하면 담배 3갑이 보통이었다. 물론 컴퓨터 모니터 앞에서 그냥 닥치는 대로 피웠다. 모든 것이 대가를 치러야 하기에 많이 피운 만큼 몸은 갈수록 엉망이 되었다. 한 프로젝트가 끝날 즈음 앞니를 뽑아야 했고, 심호흡 한번 크게 해 보는 것이 소원이 될 정도로 건강이 엉망이 되었다. 꼭 그렇게 해야만 프로젝트를 끝낼 수 있었을까? 그렇게 십여 년이 지나 나이 40이 되서야 한번 내 몸을 돌아보게 되는 시간.

선배의 도움으로 금연나라와 인연을 맺고 "나도 금연 한번 해보자" 하고 출사표를 던진 것이 7월 23일.

"늘 그랬듯이 또 피겠지." 회사 직원들은 비웃고, 하물며 내기도 하고. 금연한다는 직원이 있으면 그 친한 친구를 왜 버리려 하냐고 오히려 흡연을 시킨 장본인이 바로 나 아닌가. 그런 내가 금연한다고 하니 다들 비웃는 게 당연하다.

"금연은 전쟁이다", "적을 잘 알아야 한다", "금연은 과학이다. 분석을 잘해서 이겨야 한다" 등등 많은 금연자들의 게시판 글을 보니 나도 한 사람의 금연자로서 그 속에 들어가고 싶었다.

하루가 지났다. 이틀이 지났다. 직원들이 이제 그만 피우라고 한다. 그럴 때마다 금연나라 게시판의 글들을 읽어 갔다. 고비 삼일이 지나고 일주일이 지났다. 자신감이 생긴다. 비웃던 동료들도 이제는 좀 바뀐다.

금단증상을 없애기 위해 헬스장 가서 달리고, 물과 녹차를 가지고 다니면서 마셨다. 금연 한 달 동안은 회사일을 거의 하지 못했다. 금단증상 때문에 동료 몰래 나가 헬스장에 가서 뛰어야 했기 때문이다. 그렇게 한 달….

시간이 흐를수록 생활도 바뀐다. 담배에 찌든 얼굴이 웃는 얼굴로 변하고, 집에 담배냄새가 재떨이가 없어지고, 내가 처음으로 가족을 데리고 밤따기 이벤트를 계획해서 갈 줄은 나도 몰랐다. 담배하나가 이렇게 많은 생활의 변화를 가져올 줄은 상상도 못했다.

이제 몇 시간 있으면 난 새해맞이 하프 마라톤을 달린다. 감히 상상도 못했던 일들이 담배로부터의 해방이 가져다준 선물이다. 나는 내 배번 밑 금연나라 스티커와 함께 달리면서 새해의 꿈을 설계할 것이다. 그리고 담배 없는 세상을 기원할 것이다. 나에게 의미 있는 한 해가 저물어 가고 있고 희망찬 새해가 오고 있다.

10개월째 - 담배도 못 끊으면 뭘 할래?

전 금연한 지 한 10개월 정도 되었습니다. 몇 번 실패도 한 후에 일부러 패치도 금연껌도 아무런 도움 없이 그냥 악으로 끊었습니다. 머리가 부서질 정도로 아프고 어지러워 휘청거릴 정도의 금단 현상을 느끼면서도, 담배도 못 끊으면 인생에서 뭘 하냐 라는 암시를 하면서 끊었습니다. 그래서인지 다시 피려고 해도 그 무서운 금단현상과 심리적으로 괴로운 시간을 다시 느끼기 싫어서 안 피렵니다.

담배란 거 정말 웃깁니다. 돈만큼 사람을 간사하게 만드는 것 같습니다. 금연하면 첨엔 굳은 다짐으로 안 피게 되지만 점점 어떤 이유를 붙여서든, 어떤 핑계를 붙여서라도 담배를 피는 방향으로 생각하게 만듭니다. 거기다 금연하면 담배가 그리워집니다. 금연하고 있는데 길에서 담배 피는 사람을 보면 마치 옛날에 사랑했던 애인을 닮은 사람을본 것 같은 허무함에 빠지기도 하고, 친구 녀석들의 담배 피는 모습을 보면 10년 전 나만 대학 떨어지고 친구들 모두 대학에 붙었던 기분이 듭니다.

그래도 여러분, 힘내서 담배 끊으세요. 옆에서 이 좋은 걸 왜 끊어, 뭐라고 어쩌구 그래도 담배 끊는 인간을 바보 취급해도 듣지 말고 그냥 끊으세요. 큰병 들어서 담배를 끊을 수밖에 없는 상태에선 이미 늦습니다.

한번 악을 세워보세요. 참다가 소리도 질러보고 왠지 담배도 못 피는 자신이 처량해지면 차라리 울어버리세요. 금연에서 젤로 중요한 건 자신의 의지입니다. 금연에서만큼은 자신을 특별대우해서는 안 됩니다. 다들 스트레스 많이 받고도 다들 담배피고 싶은 데도 금연하는 겁니다. 그러다 보면 언젠간 여러분들도 담배 대신 절약한 금액을 보면서 엄청 놀랄 겁니다. 그치만 절약된 그 담뱃값보다 더욱더 값진 건 금연한 내 자신의 의지와 건강해진 내 몸이 아닐까요? 힘내라!!!!

🔊 ID : 구영탄

1년 – 존경받는 아버지, 남편 되는 방법

아내와 아이들에게 자랑스럽고 존경받는 남편, 아버지 되는 몇 가지 방법. 하나, 지금부터 열심히 운동을 해서 올림픽에 출전하여 금메달을 딴다. 둘, 지금부터 열심히 연구하여 엄청난 발명을 해서 우리나라 최초의 노벨 물리학상 수상자가 된다. 셋, 돈을 수십 억쯤 벌어서 자선단체에 기부한다. 넷, 담배를 끊는다.

아마도 세상에서 가장 쉽게 존경받는 아버지, 남편이 되는 방법 중 하나가 바로 금연하는 것이 아닌가 생각됩니다.

아침에 아내가 끓여 준 미역국을 먹고 기분 좋게 출근해서 근무하고 있으려니 오후쯤에 아내에게서 메일이 왔습니다. 금연 일년

축하와 함께 금연을 한 내가 자랑스럽고 존경스럽다는 메일이었습니다.

이제 일년 후에 다시금 변할 제 모습을 위해 새로운 출발을 합니다. 해마다 이 날을 새롭게 변한 제 자신의 생일로 하려고 합니다. 내년엔 물론 금연을 유지하며 영어로 유창하게 말하는 제가 되어 있으리라 믿습니다. 항상 변화하는 삶을 살려고 노력하는 사람이 되고자 합니다. 가족들과 함께 촛불 켜고 파티 하러 오늘은 조금 일찍 퇴근해야겠습니다…. *^^*

ID : 이기자

1년 8개월 – 금연일기

금연 기간이 어느새 1년하고도 8개월이 되었습니다. 금연이란 게 어려운 만큼 비결도 많은 것 같습니다. 한 번에 모든 것을 해결해 주는 만능키가 없는 건 사실이지만 경험자의 지혜가 많은 도움이 되는 것 또한 분명합니다.

제 경우는 첫째, 금연날짜를 의미 있는 날짜로 잡고 일단 담배를 한 갑 사서 개봉하지 않고 책상서랍에 넣어두었습니다. 담배 겉봉에는 네임펜으로 구입한 날짜를 적어두고요. 담배를 뜯지 않고 견디는 일수를 계산하며 하루하루를 견뎌 갑니다. 마음 속의 결심도 물론 중요하지만, 이렇게 하면 자기가 이루어 놓은 실적을 가시적으로 확인할 수 있어 동기부여가 됩니다.

둘째, 녹차를 많이 마실 수 있도록 준비합니다. 요즘은 티백으로 된 녹차가 많이 나와 온수기만 갖추면 하루에 수십 잔이라도 어려움 없이 마실 수 있게 되어 있습니다. 가장 부작용이 없고 몸에도 좋으며 입이 심심한 걸 해결할 수 있는 방법인 것 같습니다.

그 다음은 매일 글을 쓰며 읽으며 자신의 의지를 재다짐하는 것입니다. 사람의 마음은 자신이 생각하는 것처럼 그렇게 견고하지 못합니다. 오감으로 들어오는 갖가지 자극에 하루에 수십 번도 더 마음이 흔들립니다. 여기에 알코올이라도 한잔 들어가면 그야말로 풍랑 이는 바다 위의 일엽편주가 되고 마는 것이 바로 사람의 마음입니다. 가장 좋은 방법은 같은 목적을 가진 사람들이 서로 모여 있는, 언제라도 접근가능하며 익명의 자유로움이 보장되는 금연나라 같은 인터넷 동호 사이트를 이용하는 것이 좋습니다.

그렇게 보통 한 달이나 두 달 정도 지나면 담배 생각도 별로 안 나고 금연이라는 게 별 것 아니게 보이는 시절이 옵니다. 그러나 바로 이 때가 가장 위험합니다. 지금 당장 한 대 담배를 피워도 마음만 먹으면 언제라도 다시 금연에 성공할 수 있을 것 같은 근거 없는 자신감에 공연히 우쭐해지며 자신이 다른 사람과는 틀린 특별한 사람같이 느껴집니다. 하지만 이것은 금연 중기에 니코틴의 욕구가 변형되어 나타나는 금단증상의 하나일 뿐입니다. 이런 담배 귀신의 교묘한 작전에 휘말려 피눈물을 흘리며 나가떨어지는 사람들

무척 많습니다.

　마지막으로 중요한 것이 중간에 혹시 한 개비 귀신에 사로잡히는 실수를 했다 해도 그냥 무너져 버리는 어리석은 행동을 하면 절대 안 된다는 것입니다. 제 경험상 담배를 한두 개비 피워도 일주일에서 이주일 사이에 다시 이전 상태로 회복이 가능합니다. 물론 한 개비가 두 개비되고 두 개비가 세 개비, 네 개비… 늘어갈수록 회복되는 기간도 길어지겠지요. 하지만 확실한 것은 처음부터 시작하는 것보다 그간의 내공을 회복하는 것이 궁극적인 금연을 달성하는 데 훨씬 수월하다는 것입니다.

　모두들 금연에 성공하시어 잃어버렸던 건강, 자존심, 돈, 시간들을 찾으시길 바랍니다.

🔊 ID : yoostar

금연 24개월을 지나면서

　오늘 오전 종무식을 하는 자리에서 꼭 2년 전 오늘 종무식 자리, 바로 전날 끊은 담배 때문에 치를 떨던 그 때 그 생각이 나더이다.

　금연이란 원래 습관적인 담배 피우기를 일시에 중지하는 것이기에 고통이 따르지요. 그러나 아들, 딸과 함께 작은 화이트칠판에다 하루하루 D＋1을 적고 1자가 30일자로 채워졌을 때 금연의 고통도 반비례로 없어지더이다. 의지가 약하다면 주변과 함께 하면 됩니다. 10년을 하루아침에 이루겠습니까? 24개월도 하루! 오늘 하루만 참다 보니 730일이 되더이다.

금연에는 왕도가 없습니다. 오늘 하루만 참으세요. 그것도 무조건으로. 그리고 내기를 거세요!!! 내가 가지고 있는 가장 소중한 것을 뺏긴다 라구요.

금연나라에 고맙다는 인사는 올려야겠기에 종무식을 끝낸 후 방문하였습니다.

◀)) ID : 소나무

2년 6개월째 - 금연을 이어가며

첩첩산중 깊은 곳에 작은 연못이 하나 있습니다. 세상이 뭔지, 사람이 뭔지 전혀 알 리 없는 아늑한 전설같이 깊은 곳, 그 곳에 연못이 하나 있습니다.

석류알 만한 투명한 몸에 온 세상을 다 비추는 해를 모두 담은 물방울들이 눈부시도록 반짝이면서 맑디맑은 초록빛 풀잎 위를 굴러 연못에 첨벙첨벙 뛰어듭니다.

태고적 신비가 고스란히 숨쉬는 그 곳에 가보고 싶지만 보고 싶은 욕심으로 인해 그 곳의 신비가 사라질까 차마 가지 못합니다.

내 영혼의 깊은 곳에 작은 연못이 하나 있습니다. 물리적 · 생물학적 사람 두께야 플라스틱 자로 재봐야 30센티미터도 되지 않겠지만 내가 의식하고 있지 않은 내 심장의 작은 연못은 그 작은 연못보다도 먼 곳에, 내 마음의 깊은 곳에서 숨쉬고 있습니다. 그 마음의 작은 연못의 물이 흘러흘러 나의 삶에 영양분을 공급합니다.

　나조차도 범접하기 힘든 곳, 하늘빛을 나뭇잎 사이로 눈부시게 받아 그 하늘빛을 머금은 영혼의 원천지가 나에게도 있습니다.

　내 삶의 영원이자 시작인 내 영혼의 연못이 나에게 있다는 걸 알고 살아간다면 세상을 좀더 밝게, 나를 좀더 소중하게 바라보고 살아가지 않을까요?

　금연은 나를 소중하게 생각하는 시작입니다.

부 록 － 금 연 워 크 북

"나는 흡연할 자유도 있고 금연할 자유도 있다.
나는 금연을 선택하였으며, 따라서 금연을 반드시 이룰 것이다."

금연 동기표

분명하고도 구체적인 금연 동기, 이것이 없다면 결코 금연에 성공할 수 없습니다. 금연 동기를 잘 생각하셔서 다음의 표를 작성하시기 바랍니다. 그리고 흡연유혹이 생길 때마다 이 금연 동기표를 읽으십시오.

_____의 금연 동기표

1. _____

_____

2. _____

_____

3. _____

_____

4. _____

_____

5. _____

_____

6. _____

_____

금연 서약서

당신의 금연결심을 글로 남겨 놓으십시오. 금연결심은 마음 속으로만 하는 것보다는 밖으로 표현할 때 더 큰 힘을 발휘합니다. 그리고 금연 동기표와 마찬가지로 흡연유혹이 생길 때마다 읽어보십시오.

금연 서약서

나, _____는

_____년 _____월 _____일부터

금연하기로 내 스스로와 사랑하는 이들에게 서약한다.

년   월   일

성명 :

사인 :

후원자 사진과 격려문

가족, 친구, 애인 등 당신이 사랑하는 사람의 사진을 정성껏 붙이세요. 그리고 흡연욕구가 있을 때마다 당신이 건강을 잃었을 때 이들이 슬퍼할 모습을 생각하면서 보십시오.

사진 붙이는 곳

후원자 격려문

1.

2.

3.

345

나의 지지자

다음 표에 금연을 시도하는 당신을 언제나 지지해 줄 수 있는 이들의 목록을 작성해 보십시오. 그리고 지지해 줄 수 있는 사람들에게 당신의 금연결심을 알리고 진심으로 특별한 도움과 격려를 요청하십시오.

≈ 지지자의 조건

1. 당신의 행복과 성공을 바라는 사람이어야 한다.
2. 당신이 무엇을 해내야 하는지를 알고 있는 사람이어야 한다.
3. 인내심을 가지고 당신의 말을 들을 수 있는 사람이어야 한다.

	이름	전화번호
가 정		
직장 / 학교		
사회단체		
기 타		
기 타		
기 타		

≈ 지지자가 도와 줄 수 있는 방법들

- 당신의 금연에 지속적으로 관심을 나타내 준다.
- 당신이 금연할 수 있다는 것을 전적으로 믿어 준다.
- 당신이 흡연하지 않는 것을 칭찬해 주고 격려해 준다.
- 당신이 금단증상으로 짜증을 내도 참아 준다.
- 당신이 실패하거나 실수로 한 개비를 피워도 비난하지 않고 계속 금연하도록 격려해 준다.
- 담배나 흡연과 관련 있는 물건들을 주위에서 치워 준다.
- 카드, 꽃, 칭찬 등으로 당신의 성공을 치하해 준다.
- 운동과 그 외 취미생활 등 비흡연 행동들을 같이 해 준다.
- 당신의 긍정적인 신체변화와 생활양식을 수시로 알려 준다.
- 당신이 강한 흡연욕구를 갖게 되었을 때 도울 준비를 하고 있다.

니코틴 의존도(중독) 검사

— 파거스트롬Fagerstrom 테스트

지피지기知彼知己면 백전백승百戰百勝입니다. 금연하기에 앞서 자신에 대해서 알아봅시다.

※ 아래의 질문을 읽고 해당되는 항목의 점수에 체크해 보십시오.

1. 아침에 일어난 후 언제 그 날의 첫 담배를 피웁니까?

 5분 이내에 ··· [3]

 5~30분 ·· [2]

 31~60분 ·· [1]

 60분 이후 ··· [0]

2. 어떤 담배를 포기하기가 가장 싫습니까?

 아침에 일어나서 피우는 첫 담배 ··· [1]

 그 밖의 다른 담배 ··· [0]

3. 하루 중 아침에 몇 시간 피우는 담배가 다른 시간대에 피우는 담배보다 많습니까?

 아니다 ··· [0]

 그렇다 ··· [1]

4. 금연장소에서 담배를 참는 것이 힘듭니까?

아니다 ·· [0]

그렇다 ·· [1]

5. 하루 평균 흡연량은 얼마나 됩니까?

10개비 이하 ·· [0]

11~20개비 ·· [1]

21~30개비 ·· [2]

31개비 이상 ·· [3]

6. 아파서 누웠을 때에도 담배를 피웁니까?

아니다 ·· [0]

그렇다 ·· [1]

각 항목의 점수를 모두 합해 아래에 쓰십시오.

총 점 = _____ 점

≈ 니코틴 의존도 결과가 어떻게 나타났습니까?

총 점수가 7~10점 나왔다면 당신은 니코틴 의존도가 높은 상태입니다. 점수가 4~6점이면 니코틴 의존도는 중간 정도이고, 점수가 4점 미만이면 니코틴 의존도가 낮은 것입니다. 물론, 점수가 높을수록 중독 정도도 심하다고 할 수 있습니다.

담배 속 독성물질

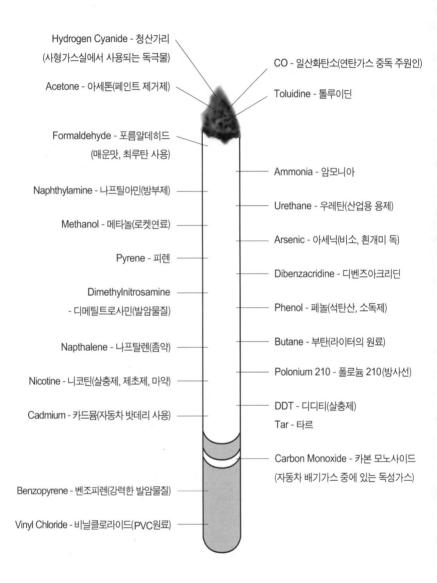

Hydrogen Cyanide - 청산가리
(사형가스실에서 사용되는 독극물)

Acetone - 아세톤(페인트 제거제)

Formaldehyde - 포름알데히드
(매운맛, 최루탄 사용)

Naphthylamine - 나프틸아민(방부제)

Methanol - 메타놀(로켓연료)

Pyrene - 피렌

Dimethylnitrosamine
- 디메틸트로사민(발암물질)

Napthalene - 나프탈렌(좀약)

Nicotine - 니코틴(살충제, 제초제, 마약)

Cadmium - 카드뮴(자동차 밧데리 사용)

Benzopyrene - 벤조피렌(강력한 발암물질)

Vinyl Chloride - 비닐클로라이드(PVC원료)

CO - 일산화탄소(연탄가스 중독 주원인)

Toluidine - 톨루이딘

Ammonia - 암모니아

Urethane - 우레탄(산업용 용제)

Arsenic - 아세닉(비소, 흰개미 독)

Dibenzacridine - 디벤즈아크리딘

Phenol - 페놀(석탄산, 소독제)

Butane - 부탄(라이터의 원료)

Polonium 210 - 폴로늄 210(방사선)

DDT - 디디티(살충제)
Tar - 타르

Carbon Monoxide - 카본 모노사이드
(자동차 배기가스 중에 있는 독성가스)

흡연과 금연 비교

흡연자들은 대부분 금연하기를 마음으로 원하고 있지만 마음 한편으로는 흡연에 대한 미련을 가지고 있기도 합니다. 그러므로 금연 성공을 위해서는 이러한 양면성이 해결되어야만 합니다.

이러한 양면성을 해결하기 위해서는 두 가지를 비교해 보는 작업이 필요합니다. 아래에 만들어진 양식에 최선을 다하여 솔직하게 기록하십시오. 다 쓴 후 그 가운데 가장 중요한 3가지에 각각 동그라미를 치십시오. 마지막으로 양쪽을 다 합하여 당신에게 가장 중요한 한 가지에 밑줄을 치십시오.

당신이 진정으로 원하는 것을 결정한다면 당신의 결심은 더욱 변치 않게 될 것입니다. 당신이 양면을 다 충분히 고려해 본 뒤 내린 결정이기 때문입니다.

왜 흡연을 원하는가	왜 금연하고자 하는가
1.	1.
2.	2.
3.	3.
4.	4.
5.	5.
6.	6.
7.	7.

금연 보상계획

금연을 더 확고히 하기 위해서는 금연에 성공했을 때 보상을 해 주는 것이 필요합니다. 그것이 금연을 즐겁고 긍정적인 과정으로 이끄는 원동력이 될 수 있기 때문입니다.

구체적인 목표가 있다면 금연 중에 겪는 어려움도 이겨낼 수 있습니다. 금연을 해서 저축한 돈을 가지고 가족과 함께 즐거운 이벤트를 가져 보십시오.

≈ 보상원칙

- 얻을 수 있는 것으로 즐길 수 있는 것이어야 한다.
- 목표를 성취했을 때만 보상받을 수 있다.
- 금연을 실천한 즉시 보상받도록 계획한다.
- 가족 혹은 가까운 사람과 함께 나누는 것이면 더욱 좋다.

≈ 보상 힌트

책, 스낵, 음료, 음식, 사우나, 게임, 영화나 음악회, 꽃, 향수, 옷, 잡지, 외식, 차나 집을 꾸밀 수 있는 무엇, 축하파티, 휴가, 여행, 취미생활 등등

≈ 금연 보상표

금연 성공	보상 수여일	보상 내용
1일		
2일		
3일		
1주일		
2주일		
1개월		
3개월		
6개월		
1년		

규칙적인 운동계획 짜기

규칙적인 운동은 흡연욕구를 이겨내는 데 매우 필수적입니다. 또한 장기간 금연 성공을 위해서도 필요한 전략입니다. 많은 연구 조사들에 의하면 규칙적인 운동을 하는 사람들이 그렇지 못한 사람들보다 금연 성공률이 훨씬 높습니다. 또한 금연을 성공적으로 하는 분들 역시 운동의 중요성에 대해 많이 강조합니다.

≈ 운동계획

- 운동종류 :
- 언 제 :
- 어 디 서 :
- 얼마동안 :

≈ 운동에 대한 힌트

- 속보, 조깅, 팔굽혀펴기, 체조, 등산
- 아령, 역도, 줄넘기, 훌라후프, 자전거
- 수영, 테니스, 축구 등 구기 종목
- 선, 단전호흡 교습

'규칙적인 운동은 금연 성공을 위한 기본 전략 중 하나이다.
규칙적인 운동을 하는 사람들은
그렇지 않은 사람들보다 성공률이 2배가 된다.'

금연의 경제적 이익

≈ **당신이 개인적으로 바라는 이득은?(체크하십시오.)**

☐ 담배를 사는 돈을 줄임

☐ 아파서 결근하는 횟수를 줄임

☐ 병원비를 줄임

☐ 취직 기회의 증가(요즘은 담배 피우는 사람을 꺼리는 회사가 있다)

☐ 보험비 절약

☐ 옷, 가구, 자동차 시트, 소파 등을 담뱃재로 인해 태우지 않음

• 그 외 당신이 누릴 이득을 써보자.

_____

_____

_____

_____

_____

당신이 이후 12달을 금연하면 얼마를 저축할 수 있는가? 하루에 피는 담뱃갑 수와 담배 한 갑의 가격을 고려해서 작성해보자.

₩ _____

≈ 나는 이 돈을 이렇게 사용할 것이다

_____

_____

_____

_____

_____

_____

_____

금단증상

금단증상은 니코틴의 약물작용으로 인해 비정상적이던 신체가 다시 정상으로 회복되는 과정에서 생기는 아주 자연스러운 현상입니다. 당신의 체세포들이 더 이상 독성물질이 들어오지 않음으로 좋아하며 회복을 시작하고 있는 모습을 머릿속으로 상상해 보십시오. 이 얼마나 기쁜 일입니까! 그러니 "금단증상은 회복증상"이라고 머릿속에 새겨 놓으십시오. "반갑다, 금단아! 네가 왔구나" 하고 즐거운 마음으로 금단증상을 맞이해 보십시오. 그러면 금단증상에 대한 느낌이 많이 달라질 것입니다. 실제로 당신의 뇌 속에 베타 엔도르핀 등의 화학물질을 생성시켜 고통을 덜어주고 오히려 쾌감을 일으켜 줄 수도 있습니다.

≈ 금단증상이 즐거운 4가지 이유

- 고통이 없으면 얻는 것도 없다.
- 아무나 금단증상을 겪는 게 아니다.
- 금단증상은 담배 노예로 살았던 당신이 자유인이 되는 과정이다.
- 금단증상은 다시는 경험하지 못할 일시적인 고통이다.

≈ 금단증세를 극복하는 여러 가지 방법들

금단증상은 사람마다 나타나는 증상이나 그 정도가 매우 다르며, 또한 그 치유법도 개인별로 다르다. 자신에게 효과가 있었던 방법을 활용해 보자. 그리고 자신에게 유용했던 방법들은 다른 증상에도 적용하면 큰 고통 없이 신체적, 정신적 금단증상을 극복할 수 있다.

357

- 기지개를 자주 켠다.
- 창문을 열고 환기를 시키고 신선한 공기를 마신다.
- 인터넷 금연사이트를 방문한다.
- 인터넷상으로 채팅을 하거나 게임을 한다.
- 금연에 성공한 뒤 즐거운 휴가를 가는 자신의 모습을 떠올린다.
- 가벼운 맨손체조를 한다.
- 목과 상체를 이완시킨다.
- 몸을 마사지한다.
- 웃음을 잃지 않는다.
- 피로하면 수시로 잠을 청한다.
- 냉수마찰을 한다.
- 긴장을 이완한다.
- 명상한다.
- 과일을 먹는다.
- 세차한다.
- 화초를 가꾼다.
- 퍼즐게임을 한다.
- 독서를 한다.
- 영화관, 서점, 박물관 등 금연장소에 간다.
- 줄넘기를 한다.
- 낙서를 한다.
- 사우나를 한다.
- 있는 힘껏 소리를 지른다.

- 종이를 구기거나 펀치로 구멍을 뚫는다.
- 비디오를 빌려본다.
- 책상 및 서류파일을 정리한다.

≈ 인터넷 금연 사이트

금연나라   http://www.nosmokingnara.org

한국금연운동협의회   http://www.kash.or.kr

금연짱   http://www.nosmoke.or.kr

건강길라잡이   http://www.healthguide.or.kr

금연살롱   http://www.yeongyangkim.com/nosmoking/index.html

뻘겅이 레드의 금연홈페이지

http://myhome.shinbiro.com/~red72/firstset.htm

일요스페셜   http://www.kbs.co.kr/health/special/index.html

유승준과 함께 하는 금연교실

http://healthguide.kihasa.re.kr/kor/yooseungjun/index.html

한국금연교육협의회   http://www.quitsmoking.co.kr

≈ 금단증상과 위기상황 대처전략

금연 실행기에 있어 가장 힘든 것이 금단증상입니다. 금단증상과 위기상황을 겪으신 경험이 어떠하십니까? 그 경험을 적으시고 사용한 대처방법을 적어 보십시오. 만일 더 나은 대처전략이 있다면 적어 보십시오.

금단증상 / 위기상황	대처방법	평가 및 새 대처전략

심호흡 – 새로운 건강습관

심호흡은 스트레스 감소를 돕는 간단하고도 효과적인 이완운동입니다. 그리고 뇌에 더 많은 산소를 공급하여 맑은 정신을 가질 수 있게 해주며, 흡연욕구를 다루는 데 도움을 줄 뿐만 아니라 당신의 옛 흡연습관을 대체할 수 있는 긍정적인 습관이기도 합니다. 이러한 심호흡 연습은 언제 어디서든 그 어떤 상태에서도(누워서, 일어서서, 앉아서, 심지어 걸으면서도) 할 수 있다는 장점이 있습니다.

≋ 심호흡연습(4-4-6)

- 입을 다문 채 어깨와 배에 힘을 뺀 후, 속으로 넷을 세면서 천천히 깊게 숨을 들이마신다. 그리고 그 숨을 넷까지 세며 참는다.
- 그 후 여섯을 세는 동안 입을 통해 천천히 숨을 내쉰다. 허리를 약간 굽히며 한두 번 가볍게 기침을 하는 것처럼 폐에 남은 나머지 잔여 공기를 내뱉는다.
- 이러한 연습을 3~4번 반복한다. 현기증을 느끼면 몇 분간 쉰다.

≋ 연습하며 자신에게 할 말

- 내 폐는 신선한 공기로 채워지고 있다.
- 정신이 맑아지고 있다.
- 나는 이완되었다.
- 나는 담배와는 거리가 먼 사람이다.
- 나는 내 삶의 주인이다.
- 나는 자유인이다.

'맑은 공기를 폐 깊숙이!'

생산적인 스트레스 대처 전략

스트레스는 술과 함께 금연 실패의 최대 요인입니다. 따라서 스트레스 관리를 잘 하는 것은 금연 성공의 필수조건입니다.

- 시간관리를 잘 한다.
- 비합리적인 사고방식을 바꾼다.
- 피할 수 있는 스트레스 요인은 피한다.
- 피할 수 없을 경우에는 주어진 상황을 바꾸도록 최선을 다 한다.
- 바꿀 수 없는 스트레스 요인은 그것을 받아들인다.
- 심호흡을 한다.
- 긴장 이완 기법을 실시해 본다.
- 운동을 한다.
- 즐거운 활동과 취미생활을 한다.
- 당신의 감정을 표현한다.
- 많이 웃는다.
- 긍정적인 생각을 갖는다.
- 포용하고 용서한다.
- 문제를 직면한다.
- 건전한 신앙과 세계관을 갖는다.
- 스트레스 요인과 대처전략을 찾는다.

무엇이 스트레스를 일으키는지 파악해 본 후 그 문제를 근원적으로 해결하는 대처 방안을 수립해 보자. 이것은 시간이 걸리는 작업이니 다음 표를 이용해 보자.

스트레스를 일으키는 요인들	스트레스 대처 전략

담배 혹은 술을 거절하는
여러 가지 방법들

우리 사회는 성인의 흡연과 음주에 있어 무척 너그럽습니다. 특히 술을 마시는 회식 자리가 많기 때문에 흡연의 유혹은 더 클 수밖에 없습니다.

담배를 권하는 상대방의 말에 공손하지만 단호하게 "아니오"라고 말하십시오. 물론 상대방의 심사를 살펴 서로 간에 불쾌한 일이 없도록 거절하는 것이 올바른 태도입니다.

다음은 다른 사람이 담배를 권할 때 거절하는 여러 가지 방법들입니다. 이러한 방법들은 아주 효과적인 것으로, 미리 상황을 예측하고 준비하면 위험상황을 성공적으로 극복할 수 있습니다.

- **"아니오"라고 말한다**

  "죄송합니다만, 저는 피우지 않습니다"라고 분명하게 대답한다.

- **담배를 권하는 사람에게 금연할 것을 권한다**

  "저는 오늘로 X일째 금연하고 있습니다. 같이 금연하시죠. 아주 좋습니다"라고 먼저 운을 뗀다. 그리고 금연이 가진 장점을 이야기한다. 경험과 이론이 적절하게 섞인 금연에 관한 이야기는 담배를 피우고 있는 사람들에게 커다란 설득력이 있다.

- **약을 먹는다고 말한다**

  담배를 권해오거나, 왜 담배를 피우지 않느냐고 재차 물어오면 건강 때문이라고 대답한다. 기관지나 위, 간 등이 좋지 않아 약을 먹고 있다고 구체적으로 대답하면 대부분 고개를 끄덕이며 물러설 것이다.

- **대화 주제를 바꾼다**

  최근에 본 텔레비전 프로그램을 화제로 삼는다. 아니면 사회적인 이슈나 대형사건, 경제 흐름에 대한 얘기를 꺼내도 좋다. 연배가 비슷하다면 부인이나 아이들 이야기도 무난하다.

- **그 자리를 떠난다**

  그래도 계속 담배를 권하거나 담배를 피워댄다면 자리를 뜬다. "죄송합니다만, 공교롭게도 선약이 있습니다. 다음에 또 봅시다"라고 정중하게 말한 후 자리를 피한다.

- **더 좋은 다른 것을 권한다**

  "술은 다음에 하고 오늘은 차나 한 잔 하는 게 어때?"라고 말하면서 더 좋은 다른 것을 권한다. 술자리에서보다 더 진지한 대화를 나눌 수 있어 의외의 소득을 올릴 수도 있다.

'금연 실패의 최대장애는 술이다.
가능한 술자리를 피하라. 술을 지극히 조심하라.'

금연 실패를 막는 최우선 전략

1. 당신의 금연 동기를 잊지 말라. 앞에서 세운 당신의 금연 동기표를 다시 읽어본다.
2. 단 한 개비의 담배도 피우지 않는다.
3. 금연 성공을 실패로 이끌지 말라. 당장 금연에 성공했다고 해서 결코 자만하지 않는다.
4. 만일 당신이 실수하여 담배를 피웠을 때에는 다음 페이지의 비상대책을 따른다.
5. 흡연재발 위기 상황에서 어떻게 반응해야 할지 미리 알아둔다.
6. 금연 축하 이벤트를 자주 갖는다.
7. 충분한 휴식을 취하는 시간과 자신을 되돌아보는 시간을 갖는다.
8. 다른 사람의 금연을 위해 활동한다.

'한 개비만'이란 없다.
한 개비는 너무 많고 한 갑은 너무 작다.

금연 도중 실수로
담배를 피웠을 시의 비상대책

- 무엇보다 계속해서 담배를 피우지 말라. 한 번 담배를 피웠다고 해서 금연에 실패했다고 자책해서는 안 된다. 담배를 사지 말고 소유하고 있는 것도 다 버리자.
- 지금 방금 피운 담배가 당신 생애의 마지막 담배였다고 스스로에게 말하자.
- 자신을 비난하지도 죄책감을 갖지도 말자.
- 당신 주위의 사람들에게 도움을 요청하자.
- 당신이 실수한 상황을 돌아보고 흡연한 원인을 분석하자.
- 같은 상황에서 똑같은 실수를 하지 않도록 대책을 세우고 다시 흡연을 하지 않겠다는 결심을 하자. 실수를 실패가 아닌 성공의 발판으로 만들자.

≈ 만일 당신이 그래도 계속하여 흡연하게 되었다면 다음과 같이 하십시오.

- 새롭게 금연일을 정하고 금연 준비 기간을 갖는다.
- 금연을 새로운 마음과 경계를 가지고 시작한다.
- 실망하지 않는다. 금연에 성공한 사람들은 몇 차례 실패를 경험했다.

- 흡연 재발이 실패를 의미하지는 않는다. 오히려 포기하고 다시 시도를 하지 않는 것이 실패다. 실수로부터 무언가를 배우고 다시 도전하는 것은 성공적인 금연의 한 부분이다. 결코 포기하지 말라.

'흡연의 가장 큰 피해는 신체적 손상이 아니다.
그것은 자신감의 상실로 이어지는 정신적 손상이다.
금연하는 사람의 삶이 변하는 것은 바로 그 자신감을 회복하기 때문이다.'

금연 상황표

당신의 금연 생활을 상황표에 기록하여 점검해 보십시오.
각각의 해당일에 따라 금연 성공 시 O표시를 하고, 실패 시에는 X표시와 피운 개비 수를 기록하십시오. O표가 표시될 수 있도록 최선을 다하십시오.

	월요일	화요일	수요일	목요일	금요일	토요일	일요일	합계
첫째주								승리수( )
둘째주								승리수( )
셋째주								승리수( )
넷째주								승리수( )
다섯째주								승리수( )
여섯째주								승리수( )
일곱째주								승리수( )
여덟째주								승리수( )
아홉째주								승리수( )
열째주								승리수( )
열한째주								승리수( )

한국의 금연운동을 선도하는
금연나라시민연대

— 금연나라시민연대 설립배경

- 금연자의 연대를 통한 자발적인 금연운동이 절대적으로 필요
- 전국의 금연자들이 중심이 되어 창립(2001년 12월 29일)

— 임무와 역할

- 한국민에게 흡연의 위해성을 널리 알리고 금연의 필요성을 인식하도록 깨우치며, 흡연으로 건강상의 피해를 입은 국민들의 권리를 대변
- 흡연을 조장하고 금연을 어렵게 만드는 제도와 사회분위기를 개선시키며, 보다 쉽게 금연할 수 있도록 지원

— 세부사업

- 금연의 대중화 사업

  ① 금연 아카데미 개설 및 운영, 금연관련 책자 발간(청소년을 위한 금연이야기)

  ② 금연선언 기업과 금연나라 사이트간에 전략적 제휴 협약 체결 추진

  ③ 서울지부, 경기북부지부, 대전지부, 부산지부, 대구지부, 포항지부로 나뉘어 활동 중

- 금연캠페인 개최

  ① 금연강의 및 금연캠페인 실시 ② 금연마라톤 개최
- 발전적인 금연방법

  '금연나라시민연대' 는 무대포식 '나홀로 금연' 이 아니라 금
  연자, 비흡연자 상호간의 신뢰와 사랑을 바탕으로 서로 격려
  하고 봉사하는 '더불어 금연 시스템' 을 사회적으로 만들어가
  고자 합니다. 금연나라(www.nosmokingnara.org)에서 '더불
  어 금연' 으로 금연하세요.

- 금연나라시민연대 후원회원 모집

  - 금연운동기금 모금전화(ARS) : 060-700-1117 (하루 1회 통화
    만 가능 — 1,000원 기부)
  - 금연나라시민연대 후원회원 가입안내

    ① 금연나라시민연대 홈페이지(www.stopsmoking.or.kr)에
       정회원으로 가입하기
    ② 금연나라 계좌로 매월 후원금 보내기

       구좌은행 : 국민은행(구 주택은행),

       계좌번호 : 607301-01-066445, 예금주 : 금연나라

       금연연대 홈페이지에 정회원으로 가입하지 않으시면 익명
       의 기부금으로 간주합니다.

주소 : 우)100-844 서울시 중구 을지로2가 101-27 동진빌딩 3층 303호
  금연나라시민연대 전화 : 02-2272-0754 / Fax : 02-2272-0754
  사무국장 김사균 : 011-9623-5778

MEMO

금연을 하면서 생각나는 것들을 메모하십시오.

MEMO

금연을 하면서 생각나는 것들을 메모하십시오.

_____

_____

_____

_____

_____

_____

_____

_____

_____

_____

_____

_____

_____

_____

저자에 관하여 »

건강교육가 박 정 환

성균관대 철학과를 졸업하고 삼육대 대학원 신학과와 미국 로마린다 보건대학원 건강교육과에서 각각 석사학위를 받은 그는 1999년 초, 한국의 열악한 금연 환경을 안타깝게 여기고 금연전문 사이트 '금연나라'를 개발·운영하면서 수만 명의 금연을 도와 왔다.

서울위생병원 5일금연학교 프로그램 책임자로 일하는 등 다수의 기업, 학교, 보건소 등지에서 금연 교육을 해 왔으며, '금연지도자과정', '입원금연프로그램', '금연교실2000' 등의 프로그램을 개발한 바 있다. 이러한 금연 사업의 공로로 2001년에는 대통령감사장, 보건복지부장관상을 수여했다.

현재 '금연나라' 사이트의 운영자이자 금연나라시민연대 연구소장 및 헬스비전21 대표로 있으며 저서로는 《4주간의 연휴連休》,《금연의 길라잡이》가 있다.

- 금연나라 사이트 : www.nosmokingnara.org
- E-mail : sdapark@hanmail.net

한언의 사명선언문

一. 우리는 새로운 지식을 창출, 전파하여 전 인류가 이를 공유케
   함으로써 인류문화의 발전과 평화에 이바지한다.

一. 우리는 끊임없이 학습하는 조직으로서 자신과 조직의 발전을 위해
   쉼없이 노력하며, 궁극적으로는 세계 최고의 출판사를 지향한다.

一. 우리는 정신적, 물질적으로 세계 초일류 출판사에 걸맞는 최고
   수준의 복지를 실현하기 위해 노력하며, 명실공히 초일류 사원들의
   집합체로서 부끄럼없이 행동한다.

저희 한언인들은 위와 같은 사명을 항상 가슴 속에 간직하고
양질의 책을 만들기 위해 최선을 다하고 있습니다.
독자 여러분의 아낌없는 충고와 격려를 부탁드립니다.

- 한언가족 -

Haneon's Mission statement

一. We create and broadcast new knowledge for the advancement of
   the whole human race and world peace.

一. We do our best to improve ourselves and the organization, with
   the ultimate goal of striving to be the best publishing company in
   the world.

一. We try to realize psychological and physical welfare of the
   highest quality, welfare that is fitting of the best publishing
   company. Our employees are proud members of this outstanding
   organization and behave in a manner that reflects our mission.

We, Haneon's members, always try out best to keep this
mission in mind and to produce good quality books.
We appreciate your feedback without reservation.

- Haneon family -